Enfermagem do trabalho

Atenção holística na saúde e
segurança do trabalhador

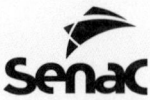

ADMINISTRAÇÃO REGIONAL DO SENAC NO ESTADO DE SÃO PAULO

Presidente do Conselho Regional
Abram Szajman

Diretor do Departamento Regional
Luiz Francisco de A. Salgado

Superintendente Universitário e de Desenvolvimento
Luiz Carlos Dourado

EDITORA SENAC SÃO PAULO

Conselho Editorial
Luiz Francisco de A. Salgado
Luiz Carlos Dourado
Darcio Sayad Maia
Lucila Mara Sbrana Sciotti
Luís Américo Tousi Botelho

Gerente/Publisher
Luís Américo Tousi Botelho

Coordenação Editorial
Verônica Pirani de Oliveira

Prospecção
Andreza Fernandes dos Passos de Paula
Dolores Crisci Manzano
Paloma Marques Santos

Administrativo
Marina P. Alves

Comercial
Aldair Novais Pereira

Comunicação e Eventos
Tania Mayumi Doyama Natal

Edição e Preparação de Texto
Lucia Sakurai

Coordenação de Revisão de Texto
Marcelo Nardeli

Revisão de Texto
Júlia Campoy

Coordenação de Arte e Projeto Gráfico
Antonio Carlos De Angelis

Editoração Eletrônica e Capa
Tiago Filu

Imagens
Adobe Stock

Impressão e Acabamento
Gráfica Maistype

Proibida a reprodução sem autorização expressa.
Todos os direitos desta edição reservados à

Editora Senac São Paulo
Av. Engenheiro Eusébio Stevaux, 823 – Prédio Editora – Jurubatuba
CEP 04696-000 – São Paulo – SP
Tel. (11) 2187-4450
editora@sp.senac.br
https://www.editorasenacsp.com.br

© Editora Senac São Paulo, 2025

Dados Internacionais de Catalogação na Publicação (CIP)
(Claudia Santos Costa - CRB 8ª/9050)

Batista, Pamella Reis Miranda
    Enfermagem do trabalho : atenção holística na saúde e segurança do trabalhador / Pamella Reis Miranda Batista. – São Paulo : Editora Senac São Paulo, 2025.

    Bibliografia.
    ISBN 978-85-396-5307-2 (impresso/2025)
    e-ISBN 978-85-396-5308-9 (ePub/2025)
    e-ISBN 978-85-396-5309-6 (PDF/2025)

    1. Enfermagem do trabalho. 2. Saúde e segurança ocupacional. I. Título.

25-2349c   CDD – 610.7346
                                                       613.62
                                               BISAC HEA028000

Índice para catálogo sistemático:
1. Enfermagem do trabalho 610.7346
2. Saúde e segurança ocupacional : Saúde do trabalhador 613.62

Pamella Reis Miranda Batista

Enfermagem do trabalho

Atenção holística na saúde e segurança do trabalhador

Editora Senac São Paulo – São Paulo – 2025

Sumário

Agradecimentos | 9
Apresentação | 11
Lista de abreviaturas e siglas | 13
1. Enfermagem do trabalho e suas tendências | 23
    O que é a enfermagem do trabalho? | 23
    Enfermagem do trabalho: regulamentação, exercício profissional, aspectos éticos e legais e atribuições | 24
    Serviços Especializados em Segurança e em Medicina do Trabalho (SESMT) | 53
    Desafio | 64
    Insight prevencionista | 64

2. Saúde e segurança do trabalhador | 65
    Contexto histórico da saúde do trabalhador e seus âmbitos sociais | 65
    Trabalhadores e seus direitos | 72
    Desafio | 94
    Insight prevencionista | 95

3. Gerenciamento da saúde do trabalhador | 97
    Riscos ocupacionais | 98
    Doenças relacionadas ao trabalho | 107
    Gerenciamento de riscos ocupacionais (GRO) | 115
    Programa de Controle Médico de Saúde Ocupacional (PCMSO) | 123
    Desafio | 128
    Insight prevencionista | 130

4. Ações de saúde do trabalhador | 133
    Programas de saúde do trabalhador (PSTs) | 134
    Práticas integrativas e complementares em saúde (PICS) | 161
    Plano de atendimento de urgência e emergência de saúde do trabalhador | 164
    Inovações aplicadas à saúde do trabalhador | 168
    Metodologias ativas | 173

Desafio | 176
Insight prevencionista | 177

5. Sustentabilidade na saúde do trabalhador | 179

Meio ambiente e a saúde do trabalhador | 180
Desenvolvimento sustentável e saúde do trabalhador | 183
Environmental, social, and governance (ESG) | 188
Sistema de Gestão Integrada (SGI) | 191
Auditoria de indicadores de saúde do trabalhador | 205
Desafio | 208
Insight prevencionista | 209

Referências | 211

Dedico este livro a minha avó Maria (*in memoriam*),
minha inspiração diária, a mulher mais empoderada, acolhedora,
carinhosa e sábia que eu tive a oportunidade de conhecer.

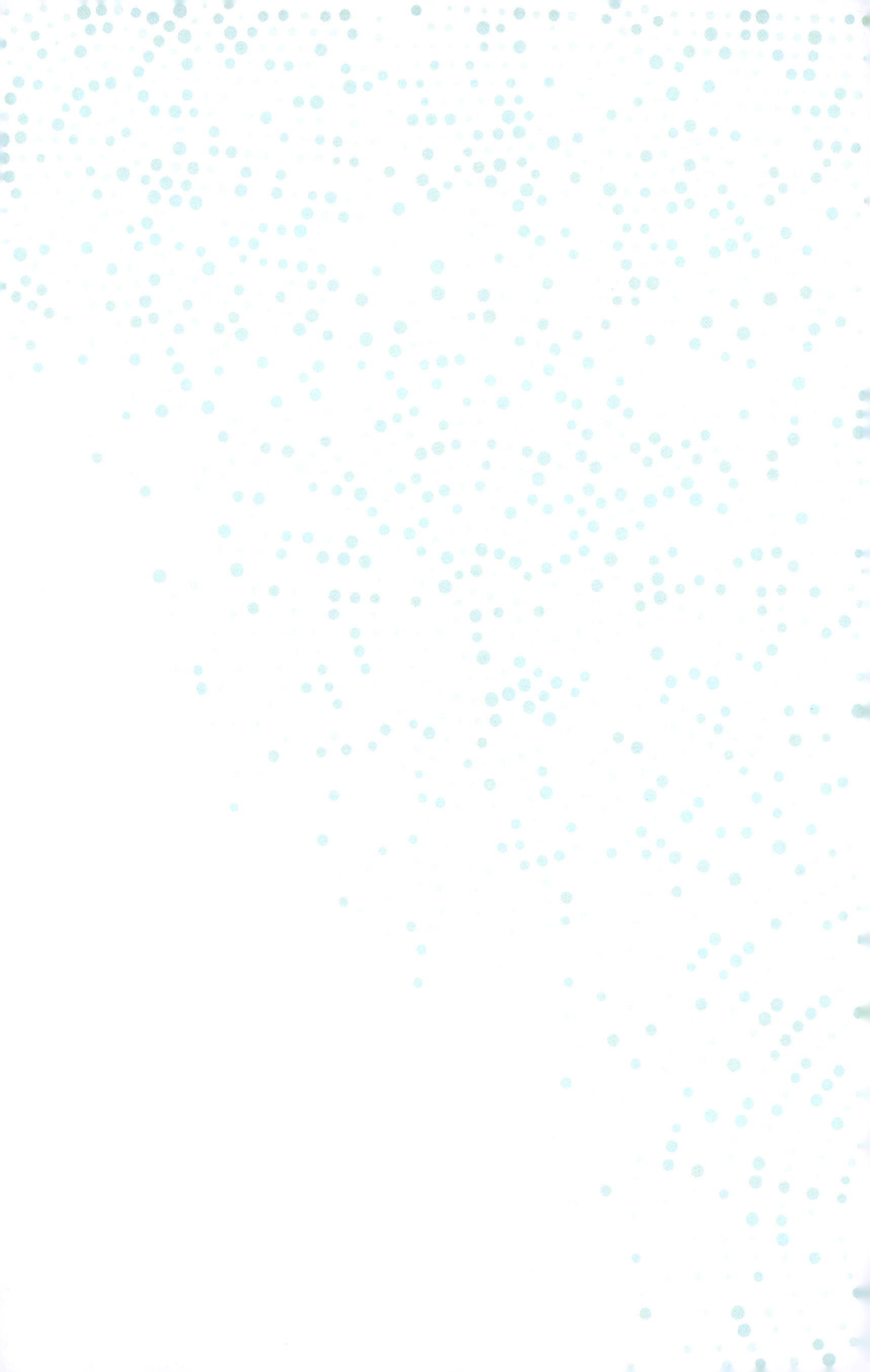

Agradecimentos

A meus pais, minha irmã, meus filhos, sobrinhos e família, que estiveram presentes em cada momento da minha vida e ao longo de toda a construção deste livro, me inspirando e me incentivando com todo o amor e suporte que existem neste mundo.

A meus amigos que, cada um com seu jeito especial, me motivaram a compartilhar meus saberes e vivências e confiaram que eu seria capaz de alcançar novos horizontes.

A Ana Carolina Bhering Alves do Amaral, que sempre foi para mim uma referência como profissional, enfermeira, gestora, educadora e ser humano; sempre tão generosa e incentivadora do meu trabalho, junto com Francisca Amanda Teixeira Lopes. Agradeço às duas imensamente por me proporcionarem diversas oportunidades de levar a enfermagem do trabalho a outros patamares, o que permitiu ampliar sua visibilidade e ajudou a profissão a assumir o seu lugar de protagonismo na saúde do trabalhador. Sou grata por terem me dado a honra de realizar este sonho de escrever um livro sobre a área que eu tanto amo.

A todos os meus gestores, em especial Camila Fernanda Barboza e Moraes Rodrigues, cuja liderança inspiradora, apoio constante e confiança em meu potencial foram fundamentais para o meu desenvolvimento profissional e pessoal. Suas orientações, insights e exemplos me motivaram a ir além, enfrentar desafios com coragem e buscar sempre os melhores resultados.

Expresso minha eterna gratidão a todos os trabalhadores de distintas áreas e diferentes níveis hierárquicos com quem trabalho ou já tive a oportunidade de trabalhar e trocar competências, habilidades e atitudes ao longo da minha vida profissional. Vocês me inspiraram profunda e holisticamente a ser um ser humano e profissional melhor a cada dia.

Gratidão!

Apresentação

O trabalho é inerente ao ser humano, e muitas vezes somos reconhecidos primeiramente pelas atividades profissionais que desenvolvemos. Quando alguém pede que me apresente, digo que eu sou Pamella Reis, enfermeira do trabalho e professora do Senac. Mas somos mais do que o trabalho, somos seres holísticos biopsicosocioespirituais, singulares, diversos e únicos, o que demanda cuidado integral, principalmente por parte das organizações em que atuamos profissionalmente, onde passamos a maior parte do nosso tempo.

Ao falar desse cuidado, é inevitável relacioná-lo com a enfermagem do trabalho: a arte e a ciência do cuidar da saúde do trabalhador. Para tanto, faz-se necessário o olhar holístico e integral para essas pessoas, que garante seu bem-estar e integridade física, mental e emocional, além de promover ambientes diversos, inclusivos, sustentáveis, em que o trabalhador seja respeitado e reconhecido como o bem mais precioso e importante da organização.

Neste livro, abordaremos o papel da equipe de saúde e segurança do trabalhador no cuidado holístico, em especial a equipe de enfermagem no trabalho, seu protagonismo e autonomia, respeitando a Lei do Exercício Profissional de Enfermagem (Lei nº 7.498, de 25 de junho de 1986) e em consonância com o Código de Ética dos Profissionais da Enfermagem, com foco na promoção, na prevenção e na proteção da saúde e da segurança dos trabalhadores e em tudo que os respalda. Abordaremos também a utilização de ferramentas de gestão e o aprimoramento de habilidades técnicas e socioemocionais.

Nosso propósito é conscientizar, sensibilizar e preparar os profissionais da enfermagem do trabalho para que possam enfrentar os desafios relacionados à saúde e à segurança do trabalhador diante das transformações nas relações de trabalho e nas condições de vida, reiterando a necessidade de profissionais mais conscientes e empoderados, preparados para o desenvolvimento contínuo de conhecimentos, habilidades e atitudes. Como ciência, buscamos destacar a importância da enfermagem do trabalho, para que se fomente e fortaleça cada vez mais a cultura de saúde e segurança nas organizações, seja para empregadores, gestores ou trabalhadores e demais profissionais componentes das equipes multiprofissionais, interdisciplinares e transdisciplinares. Para desmistificar o senso comum (e equivocado) de que investir em prevenção gera apenas custo, é preciso demonstrar, por meio de dados científicos, o real valor da implementação de ações preventivas. Assim, garante-se uma visão integral que envolve economia, lucratividade, sustentabilidade e crescimento organizacional. Afinal, sem um trabalhador saudável não há produção e, consequentemente, lucratividade.

Boa leitura!

Lista de abreviaturas e siglas

5S	Seiri (senso de utilização), seiton (senso de organização), seiso (senso de zelo), seiketsu (senso de higiene), shitsuke (senso de disciplina)
5W2H	Who (quem), what (o quê), where (onde), when (quando), why (por quê), how (como), how much (quanto)
ABNT	Associação Brasileira de Normas Técnicas
ACGIH	American Conference of Governmental Industrial Hygienists (Conferência Americana de Higienistas Industriais Governamentais)
AEP	Avaliação ergonômica preliminar
AET	Análise ergonômica do trabalho
AET	Auxiliar de enfermagem do trabalho
AFT	Auditor fiscal do trabalho
AIHA	American Industrial Hygiene Association (Associação Americana de Higiene Industrial)
ANAMT	Associação Nacional de Medicina do Trabalho
ANENT	Associação Nacional de Enfermagem no Trabalho
ANVISA	Agência Nacional de Vigilância Sanitária
APH	Atendimento pré-hospitalar
APR	Análise preliminar de riscos
AR	Realidade aumentada
ART	Anotação de responsabilidade técnica

ASG	Ambiental, social e governança
ASO	Atestado de saúde ocupacional
AT	Acidente de trabalho
ATLS	Advanced trauma life support (suporte avançado de vida no trauma)
AVCB	Atestado de vistoria do Corpo de Bombeiros
B31	Benefício auxílio-doença acidentário
B91	Benefício auxílio-doença comum
BIA	Avaliação de impacto B
BLS	Suporte básico de vida
CA	Certificado de aprovação
CAT	Comunicação de Acidente de Trabalho
CBO	Classificação Brasileira de Ocupações
CEREST	Centro de Referência em Saúde do Trabalhador
CF	Constituição Federal
CFM	Conselho Federal de Medicina
CID	Código identificador de doença; Classificação internacional de doenças
CIE	Conselho Internacional de Enfermeiros
CIF	Classificação internacional de funcionalidade, incapacidade e saúde
CIPA	Comissão Interna de Prevenção de Acidentes e Assédio
CIPAMIN	Comissão Interna para Prevenção de Acidentes na Mineração
CIPATR	Comissão Interna para Prevenção de Acidentes no Trabalho Rural
CLT	Consolidação das Leis do Trabalho
CMV	Comissão de Valores Mobiliários

CNAE	Código Nacional de Atividades Econômicas
CNEN	Comissão Nacional de Energia Nuclear
COFEN	Conselho Federal de Enfermagem
COMSAT	Comissão de Saúde do Trabalhador
CONAMA	Comissão Nacional de Meio Ambiente
COREN	Conselho Regional de Enfermagem
COVID-19	Coronavírus
CRM	Conselho Regional de Medicina
CTPP	Comissão Tripartite Paritária Permanente
CTPS	Carteira de Trabalho e Previdência Social
DATAPREV	Empresa de Processamento de Dados da Previdência Social
DDS	Diálogo diário de saúde
DDS	Diálogo diário de segurança
DDSMS	Diálogo diário de segurança, meio ambiente e saúde
DORT	Distúrbio(s) osteomuscular(es) relacionado(s) ao trabalho
DOU	Diário Oficial da União
DPOC	Doença pulmonar obstrutiva crônica
DRT	Delegacia Regional do Trabalho
DRTE	Delegacia Regional do Trabalho e Emprego
DSST	Departamento de Segurança e Saúde do Trabalhador
EAR	Equipamento autônomo de respiração
ECPI	Equipamento conjugado de proteção individual
ECSST	Educação continuada em saúde e segurança do trabalho

EIAS	Avaliação do impacto no ambiente e à saúde
EPC	Equipamento de proteção coletiva
EPI	Equipamento de proteção individual
EPR	Equipamentos de proteção respiratória
ESG	Environmental, social and governance (ambiental, social e governança)
EST	Engenharia de segurança do trabalho
EST	Engenheiro de segurança do trabalho
EST	Equipe de saúde do trabalhador
ET	Enfermeiro do trabalho
FAT	Fundo de Amparo ao Trabalhador
FDS	Ficha com dados de segurança
FEPI	Ficha de entrega de EPI
FGTS	Fundo de Garantia do Tempo de Serviço
FIOCRUZ	Fundação Osvaldo Cruz
FISPQ	Ficha de informação de segurança de produto químico
FUNDACENTRO	Fundação Jorge Duprat Figueiredo, de Segurança e Medicina do Trabalho
GHE	Grupo homogêneo de exposição
GHR	Grupo homogêneo de risco
GQT	Gerenciamento pela qualidade total
GR	Grau de risco
GRO	Gerenciamento de riscos ocupacionais
GST	Gerenciamento pela segurança total
GT	Grupo técnico

GT/SST	Grupo Tripartite de Saúde e Segurança do Trabalho
GTT	Grupo Técnico Tripartite
HO	Higiene ocupacional
HSL	Estrutura de alto nível
HSTA	Higiene e segurança no trabalho e ambiente
IA	Inteligência artificial
IBAMA	Instituto Brasileiro do Meio Ambiente e dos Recursos Naturais Renováveis
IBGE	Instituto Brasileiro de Geografia e Estatística
IBUTG	Índice de bulbo úmido e termômetro de globo
IN	Instrução Normativa
INMETRO	Instituto Nacional de Pesos e Medidas
INSS	Instituto Nacional de Seguridade Social
IoT	Internet of things (internet das coisas)
IPVS	Imediatamente perigoso à vida e à saúde
IRA	Índice relativo de acidentes
ISO	International Organization for Standardization (Organização Internacional de Padronização)
LEO	Limite de exposição ocupacional
LER	Lesão por esforço repetitivo
LGBTQIAPN+	Lésbicas, gays, bissexuais, travestis, transexuais, queer, intersexuais, assexuais, pansexuais, não binários e mais
LGPD	Lei Geral de Proteção de Dados Pessoais
LOS	Lei Orgânica da Saúde
LT	Limite de tolerância

LTCAT	Laudo Técnico de Condições Ambientais do Trabalho
MMA	Ministério do Meio Ambiente
MPT	Ministério Público do Trabalho
MS	Ministério da Saúde
MT	Médico do trabalho
MTCI	Medicinas tradicionais, complementares e integrativas
MTE	Ministério do Trabalho e Emprego
NBR	Norma brasileira
NC	Não conformidade
NHO	Norma de higiene ocupacional
NIOSH	National Institute for Occupational Safety and Health (Instituto Nacional para a Segurança e a Saúde Ocupacional)
NIT	Número de identificação do trabalhador
NTDEAT	Nexo Técnico por Doença Equiparada a Acidente do Trabalho
NTEP	Nexo Técnico Epidemiológico Previdenciário
NOB	Norma Operacional Básica
NTP	Nexo Técnico Previdenciário
NTP/T	Nexo Técnico Profissional ou do Trabalho
NPS	Nível de pressão sonora
NR	Norma Regulamentadora
NRR	Nível de redução de ruído
OCR	Organismo de Certificação de Sistema da Gestão da Responsabilidade Social

ODS	Objetivos de Desenvolvimento Sustentável
OIT	Organização Internacional do Trabalho
OMS	Organização Mundial da Saúde
ONG	Organização não governamental
ONL	Organização não lucrativa
ONU	Organização das Nações Unidas
OS	Ordem de serviço
OSHA	Occupational safety & health administration (administração de saúde e segurança ocupacional)
PAE	Plano de ação emergencial
PAINPSE	Perda auditiva induzida por níveis de pressão sonora elevados
PAIR	Perda auditiva induzida por ruído
PAIRO	Perda auditiva induzida por ruído ocupacional
PAM	Plano de auxílio mútuo
PAT	Programa de alimentação do trabalhador
PBAS	Projetos, planos ou programas básicos ambientais
PBCRS	Programa Brasileiro de Certificação em Responsabilidade Social
PBL	Problem-based learning (aprendizagem baseada em problemas)
PCA	Plano de Controle Ambiental
PCA	Programa de Conservação Auditiva
PCD	Pessoa com deficiência
PCE	Plano de controle de emergência
PCIH	Programa de Controle de Infecções Hospitalares

PCMAT	Programa de Condições e Meio Ambiente de Trabalho na Construção Civil
PCMSO	Programa de Controle Médico de Saúde Ocupacional
PD&I	Programa de Diversidade e Inclusão
PDCA	Plan (planejar), do (executar), check (verificar), act (agir)
PDI	Plano de Desenvolvimento Individual
PE	Programa de Ergonomia
PEST	Prontuário eletrônico de saúde do trabalhador
PGR	Programa de Gerenciamento de Risco
PGRSS	Plano de Gerenciamento de Resíduos Sólidos de Saúde
PICS	Práticas integrativas e complementares em saúde
PIO	Programa de Imunização Ocupacional
PNI	Política Nacional de Imunização
PNPIC	Política Nacional de Práticas Integrativas e Complementares
PNSST	Política Nacional de Segurança e Saúde no Trabalho
PNSTT	Política Nacional de Saúde do Trabalhador e da Trabalhadora
POP	Procedimento operacional padrão
PPP	Perfil profissiográfico previdenciário
PPR	Programa de Proteção Radiológica
PPR	Programa de Proteção Respiratória
PQVT	Programa de Qualidade de Vida no Trabalho
PROERGO	Programa de Ergonomia
PS	Primeiros socorros
PSM	Programa de Saúde Mental

PSSTR	Programa Saúde e Segurança do Trabalhador Rural
PST	Programa de Saúde do Trabalhador
PT	Permissão de trabalho
PTR	Permissão de trabalho de risco
QVT	Qualidade de vida no trabalho
RCP	Ressuscitação cardiopulmonar
RDC	Resolução da Diretoria Colegiada
RENAST	Rede Nacional de Atenção Integral à Saúde do Trabalhador
RPPU	Regime Próprio de Previdência Social da União
RSS	Resíduos de serviços de saúde
RT	Responsável técnico
RTP	Recomendação técnica de procedimentos
SA	Social accountability (responsabilidade social)
SAI	Social accountability international (responsabilidade social internacional)
SAT	Seguro de acidente de trabalho
SED	Síndrome do edifício doente
SESMT	Serviços especializados em segurança e em medicina do trabalho
SGA	Sistema de gestão ambiental
SGI	Sistema de gestão integrada
SGQ	Sistema de gestão da qualidade
SGSSO	Sistema de gestão de saúde e segurança ocupacional
SINAN	Sistema Nacional de Agravos de Notificação
SINMETRO	Sistema Nacional de Metrologia, Normalização e Qualidade Industrial

SIPAT	Semana interna de prevenção de acidentes do trabalho
SIPATMA	Semana interna de prevenção de acidentes de trabalho e meio ambiente
SIT	Secretaria de inspeção do trabalho
SMS	Segurança, meio ambiente e saúde
SSMA	Saúde e segurança e meio ambiente
SST	Saúde e segurança do trabalho
SSVV	Sinais vitais
START	Simple triage and rapid treatment (triagem simples e tratamento rápido)
SUS	Sistema Único de Saúde
TAC	Ajuste de conduta
TET	Técnico de enfermagem do trabalho
TI	Tecnologia da informação
TLV	Valor limite de limiar; Valor de nível de limiar
TRT	Tribunal Regional do Trabalho
TST	Técnico de segurança do trabalho
TST	Tribunal Superior do Trabalho
VISAT	Vigilância em saúde do trabalhador
VR	Virtual reality (realidade virtual)

Capítulo 1
Enfermagem do trabalho e suas tendências

O QUE É A ENFERMAGEM DO TRABALHO?

Campanha global quer valorizar profissionais de enfermagem e melhorar indicadores de saúde no mundo

Iniciativa da OMS, Nursing Now está presente em 30 países, incluindo o Brasil, e tem Kate Middleton como embaixadora

A resposta para essa pergunta é norteadora para este livro, em especial para o primeiro capítulo. Para entender a enfermagem do trabalho, precisamos compreender o que é a enfermagem em sua totalidade. Com o passar dos anos, essa área tem provado ser uma das mais essenciais no mundo todo. A duquesa Kate Middleton é a embaixadora da campanha global Nursing Now (em português, Enfermagem Agora), ação internacional de empoderamento dos profissionais de enfermagem, lançada em fevereiro de 2019. Essa é uma iniciativa da Organização Mundial da Saúde (OMS) e do Conselho Internacional de Enfermeiros (CIE) com o objetivo de promover e valorizar os profissionais da área, afinal, a enfermagem é protagonista no cuidar; é impossível pensar na saúde (em todos os seus níveis de atenção) sem a ação dos profissionais de enfermagem.

Se você pensou que a enfermagem é a arte do cuidar, a reposta está correta! Porém, mais do que uma arte, a enfermagem é a ciência do cuidar e, como qualquer outra ciência, requer muito estudo, que vai da formação técnica ao nível superior. Após a formação, é necessário ter inscrição ativa no respectivo Conselho Regional de Enfermagem do estado de atuação, ou seja, nem sempre quem se veste de branco e cuida de uma pessoa é enfermeiro, e é verdade quando afirmamos que nem todos que atuam na enfermagem estão nas unidades de saúde assistenciais. Profissionais da enfermagem exercem um papel crucial no sistema de saúde em todos os seus níveis, em diferentes ramos de atuação e com múltiplas especializações, incluindo a enfermagem do trabalho, dedicada ao cuidado holístico dos trabalhadores e, sendo assim, das suas respectivas famílias e comunidades.

ENFERMAGEM DO TRABALHO: REGULAMENTAÇÃO, EXERCÍCIO PROFISSIONAL, ASPECTOS ÉTICOS E LEGAIS E ATRIBUIÇÕES

Para discorrer sobre a atuação da enfermagem, é importante frisar que essa ciência é baseada em estudos, pesquisas e desenvolvimento dos seus atores, e todas as ações e atividades executadas e praticadas são pautadas e norteadas por leis. Não podemos falar sobre a regulamentação da enfermagem do trabalho sem antes contextualizar a regulamentação da enfermagem em geral, pois é apenas um dos seus ramos.

Ao longo das últimas décadas, o Brasil tem feito progressos significativos na regulamentação da enfermagem visando garantir a qualidade dos serviços prestados, a segurança dos pacientes e o reconhecimento adequado dos profissionais. A enfermagem é gigante, não somente em importância e saberes, mas também em número de pessoas que atuam devidamente registradas em seus respectivos conselhos regionais de enfermagem. De acordo com o dados do Conselho Federal de Enfermagem, até o mês de março de 2024, o Brasil contabilizava 2.997.546 profissionais, entre enfermeiros (segundo maior em número de profissionais), técnicos de enfermagem (que compõem o maior número de profissionais da categoria) e auxiliares (terceiro em número de profissionais). No estado de São Paulo, onde há a maior concentração de profissionais da enfermagem no país, esses são os dados da categoria até março de 2024 (Coren-SP, 2024):

Figura 1.1 – Dados da área de enfermagem no estado de São Paulo

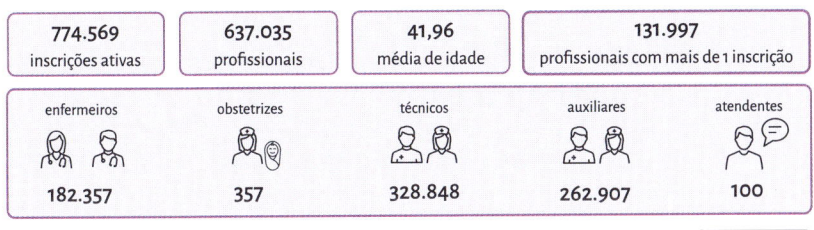

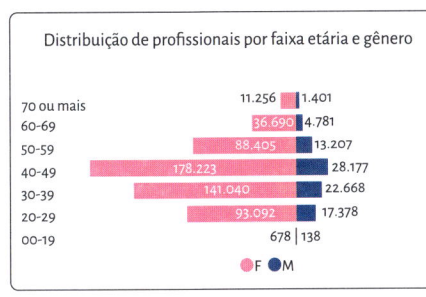 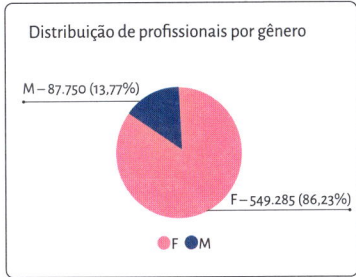

Fonte: Coren-SP (2024).

A perspectiva é que esses números só aumentem com o passar dos anos no Brasil e no mundo, para atender às demandas de saúde da população, da sociedade e do mercado de trabalho. Para que esse desenvolvimento seja sustentável e com melhoria contínua, são necessárias legislações para regulamentar o exercício profissional da enfermagem. Nesse cenário, destacam-se algumas leis, as quais abordamos a seguir.

Conselho Federal de Enfermagem e conselhos regionais de enfermagem

A Lei nº 5.905, de 12 de julho de 1973, estabelece a criação dos órgãos responsáveis pela fiscalização e regulamentação do exercício da enfermagem em território nacional. O Conselho Federal de Enfermagem (Cofen) e o Conselho Regional de Enfermagem (Coren), constituindo em seu conjunto uma autarquia vinculada ao Ministério do Trabalho e Previdência Social, são órgãos disciplinadores do exercício da profissão de enfermeiro e das demais profissões compreendidas nos serviços de enfermagem. Os Corens, que possuem uma sede em cada estado e território, são subordinados ao Cofen, cuja sede fica em Brasília-DF.

De acordo com seu artigo 8º, o Conselho Federal tem como principais atribuições:

- Aprovar o regimento interno e os regimentos dos conselhos regionais, assim como instalá-los.

- Elaborar e alterar, quando necessário, o Código de Deontologia de Enfermagem, baixar provimentos e expedir instruções, para uniformidade de procedimento e bom funcionamento dos conselhos regionais.

- Avaliar as decisões dos conselhos regionais, em grau de recursos, referentes aos infratores do Código de Deontologia de Enfermagem, aos quais poderão ser aplicadas as seguintes penas: advertência verbal, multa, censura, suspensão e cassação do exercício profissional.

- Padronizar o modelo das carteiras profissionais de identidade e as insígnias da profissão.

- Realizar periodicamente a promoção de estudos e campanhas para aperfeiçoamento profissional e exercer outras atribuições que lhe forem conferidas por lei.

De acordo com seu artigo 15, os conselhos regionais têm como principais atribuições:

- Realizar as inscrições de novos profissionais da enfermagem no conselho, manter o registro dos profissionais com exercício na respectiva jurisdição e expedir a carteira profissional, indispensável ao exercício da profissão.

- Realizar e fazer executar as determinações, instruções e provimentos do Cofen.

- Fiscalizar e disciplinar o exercício profissional, de acordo com as diretrizes gerais do Conselho Federal.

- Conhecer e deliberar sobre as práticas dos profissionais da enfermagem atinentes à ética profissional, impondo as penalidades cabíveis.

- Cuidar do bom conceito da profissão e daqueles que a exerçam, promovendo a sua valorização e disseminado as boas práticas da categoria profissional, e exercer as demais atribuições que lhes forem conferidas por essa lei ou pelo Cofen.

Lei do Exercício Profissional de Enfermagem

A Lei nº 7.498, de 25 de junho de 1986, dispõe sobre a regulamentação do livre exercício da enfermagem em todo o território nacional, com normas para o exercício da profissão de enfermagem. Ela estabelece as atribuições de enfermeiros, técnicos e auxiliares de enfermagem e delineia suas funções dentro da equipe multidisciplinar de saúde, regulamentando o mercado de trabalho desses profissionais. Com a inclusão da Lei nº 14.434, de 4 de agosto de 2022, promoveu-se a valorização financeira do piso salarial da categoria, uma importante conquista para os profissionais de todo território nacional, que por vezes não eram remunerados de maneira equivalente à sua importância na cadeia do cuidado à saúde, considerando os diferentes níveis de atenção e a complexidade de atuação.

De acordo com a lei, as atividades de enfermagem são exercidas privativamente por enfermeiros, técnicos de enfermagem, auxiliares de enfermagem e parteiras. Como este livro aborda aspectos da saúde do trabalhador, o foco será na atuação dos três primeiros:

- **Enfermeiros:** conforme o artigo 6º, são profissionais com formação acadêmica, titulares do diploma de enfermeiro, obstetriz ou enfermeira obstétrica conferido por uma instituição de ensino no país. Nos termos da lei, para os que obtiveram o certificado conferido por escola estrangeira, é necessária a revalidação do diploma. Também são enfermeiros os titulares de diploma aos quais se refere o artigo 3º do Decreto nº 50.387, de 28 de março de 1961. Entre suas principais atribuições, conforme o artigo 11 da Lei do Exercício Profissional de Enfermagem (Brasil, 1986), compete privativamente ao enfermeiro:

    - Coordenar, dirigir, chefiar, organizar e dirigir os serviços de enfermagem e suas atividades técnicas e auxiliares nas empresas prestadoras serviços de enfermagem integrantes da estrutura básica da instituição de saúde, pública e privada.

- Realizar consultas de enfermagem; realizar a prescrição da assistência de enfermagem; prestar cuidados diretos de enfermagem a pacientes graves de maior complexidade técnica que exijam conhecimentos de base científica e capacidade de tomar decisões imediatas e que necessitem de procedimentos de alta complexidade, dentro do limite legal da profissão.

- Prestar serviços de consultoria e auditoria e emitir parecer sobre matéria de enfermagem incluindo a saúde do trabalhador, com participação ativa nos processos de implementação e execução do Sistema de Gestão Integrada das empresas.

- Prescrever medicamentos estabelecidos em programas de saúde pública e em rotina aprovada pela instituição de saúde.

- Realizar programas de educação em saúde, fundamental para a saúde do trabalhador.

- Participar de projetos de construção ou reforma de unidades de internação, incluídos ambulatórios de saúde do trabalhador.

- Acompanhar a evolução e o trabalho de parto, executar o parto sem distocia, entre outros fazeres profissionais.

■ **Técnicos de enfermagem:** conforme o artigo 7º, são profissionais com formação técnica profissionalizante titulares de diploma ou certificado de técnico de enfermagem de nível médio, expedido de acordo com a legislação e registrado pelo órgão competente, nos termos da lei. Para os que obtiveram o certificado conferido por escola estrangeira, é necessária a revalidação do diploma. Entre suas principais atribuições, conforme o artigo 12 da Lei do Exercício Profissional de Enfermagem (Brasil, 1986), compete ao técnico de enfermagem:

- Participar da programação e da execução de atividades de enfermagem de nível médio, como orientação e acompanhamento dos cuidados em grau auxiliar.

- Participar, com um enfermeiro, do planejamento da assistência de enfermagem, executando ações assistenciais de enfermagem, exceto as privativas do enfermeiro, conforme essa lei.

- Auxiliar o enfermeiro na orientação e supervisão do trabalho de enfermagem.

■ **Auxiliar de enfermagem:** conforme o artigo 8º, são profissionais com formação técnica profissionalizante titulares de certificado de auxiliar de enfermagem, conferido por instituição de ensino e registrado no órgão competente nos termos da lei. Para os que obtiveram o certificado conferido por escola estrangeira é necessária a revalidação do certificado. Também são auxiliares de enfermagem os titulares de diploma aos quais se refere a Lei nº 2.822, de 14 de junho de 1956, bem como titulares do certificado de enfermeiro prático ou prático de enfermagem, expedido até 1964 pelo Serviço Nacional de Fiscalização da Medicina e Farmácia do Ministério da Saúde ou por órgão congênere da Secretaria de Saúde nas unidades da Federação, nos termos do Decreto-lei nº 23.774, de 22 de janeiro de 1934, do Decreto-lei nº 8.778, de 22 de janeiro de 1946, e da Lei nº 3.640, de 10 de outubro de 1959. Entre suas principais atribuições, conforme o artigo 13 da Lei do Exercício Profissional de Enfermagem (Brasil, 1986), compete ao auxiliar de enfermagem:

- Executar serviços auxiliares de enfermagem de nível médio, sob supervisão do enfermeiro.

- Observar, reconhecer e descrever sinais e sintomas, participando desse processo de tratamento com ações de simples execução, como a realização de cuidados de higiene e conforto ao paciente.

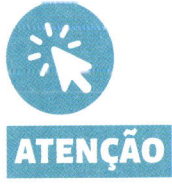

ATENÇÃO

O artigo 15 da Lei do Exercício Profissional de Enfermagem (Brasil, 1986) determina que, quando exercidas em instituições de saúde, públicas e privadas, as atividades desenvolvidas pelos auxiliares e técnicos de enfermagem somente podem ser desempenhadas sob orientação e supervisão de enfermeiro.

Código de Ética dos Profissionais de Enfermagem (Cepe)

Em 6 de novembro de 2017, foi aprovado o novo Código de Ética dos Profissionais de Enfermagem (Cepe) pelo Cofen, disposto na Resolução Cofen nº 564. O Cepe descreve um conjunto de normas e princípios que orienta a conduta dos profissionais de enfermagem e estabelece seus direitos, deveres e responsabilidades, visando a prática conforme os princípios éticos e exortando a todos os profissionais de enfermagem a sua fiel observância e cumprimento. As diretrizes descritas no código garantem que os profissionais atuem dentro dos limites legais e de acordo com os valores da profissão. Isso aumenta a valorização da profissão e reforça a segurança dos procedimentos, baseados em conhecimentos científicos atualizados e pautados no respeito à vida, à dignidade humana e aos direitos dos pacientes, além de orientar a conduta dos profissionais da enfermagem em relação aos demais membros da equipe de saúde e à sociedade em geral.

O Cepe é subdividido em cinco capítulos (dos direitos; dos deveres; das proibições, das infrações e penalidades; e da aplicação das penalidades). Entre eles, vale destacar os seguintes itens do código:

- É direito do profissional da enfermagem: exercer suas atividades laborais em locais de trabalho livres de riscos, danos e violência física e psicológica à saúde do trabalhador; ser tratado sem discriminação de qualquer natureza, segundo os princípios e pressupostos legais, éticos e dos direitos humanos; participar da prática multiprofissional, interdisciplinar e transdisciplinar com responsabilidade, autonomia, liberdade e segurança técnica, científica e ambiental, em observância aos preceitos éticos e legais da profissão.

- É dever do profissional da enfermagem: conhecer, cumprir e fazer cumprir as normas/a lei e o código de ética do sistema Cofen/Coren; exercer a profissão com justiça, compromisso, equidade, resolutividade, dignidade, competência, responsabilidade, honestidade e lealdade, sem discriminação de qualquer natureza; basear suas relações de trabalho no direito, na prudência, no respeito, na solidariedade e na diversidade de opinião e posição ideológica; e exercer suas atividades laborais livre de danos decorrentes de imperícia, negligência ou imprudência.

- O artigo 61, Capítulo III, é a diretriz que resume as demais. Podemos dizer que é a principal, pois determina que é proibido aos profissionais de enfermagem realizar qualquer ato que seja contrário ao código de ética e à legislação que disciplinam o exercício da enfermagem. Essa determinação reforça a necessidade de os profissionais de enfermagem conhecerem, se apropriarem e se empoderarem das normas, das leis e do código de ética do sistema Cofen/Coren, para saberem e colocarem em prática seus direitos e deveres, sem executar atividades que não sejam de sua competência técnica, científica, ética e legal ou que não ofereçam segurança ao profissional, à pessoa, à família e à coletividade. Assim, evita-se cometer infrações e, consequentemente, sofrer penalização pela realização de práticas proibidas, isto é, qualquer ação, omissão ou conivência que implique em desobediência e/ou inobservância às disposições do Cepe. A caracterização das infrações éticas e disciplinares, bem como a aplicação das respectivas penalidades, é regida pelo código, sem prejuízo das sanções previstas em outros dispositivos legais. As penalidades previstas a serem impostas pelo sistema Cofen/Corens, conforme previsto no artigo 18 da Lei nº 5.905, de 12 de julho de 1973, são: advertência verbal, multa, censura, suspensão do exercício profissional e cassação do direito ao exercício profissional. Para a graduação da penalidade e respectiva imposição, consideram-se a gravidade da infração, as circunstâncias agravantes e atenuantes da infração, o dano causado e o resultado, e os antecedentes do infrator.

Quais são as áreas de atuação da enfermagem?

Quando falamos em enfermagem, pensamos em hospitais, centros cirúrgicos, pronto-socorros, unidades básicas de saúde, unidades de pronto atendimento, entre outros ramos da enfermagem assistencial. Poucos pensam logo de cara na enfermagem do trabalho, não é mesmo? Basta fazer uma pesquisa rápida nas faculdades e escolas técnicas que ofertam cursos de enfermagem e perguntar: em que área da enfermagem você quer atuar? Poucos responderão "enfermagem do trabalho", mas essa realidade está mudando aos poucos, com cada vez mais especialistas em enfermagem do trabalho atuando nas empresas devido à obrigatoriedade de diretrizes voltadas ao cuidado com a saúde do trabalhador e pelo entendimento de que sim, a enfermagem do trabalho faz a diferença na gestão da saúde do trabalhador.

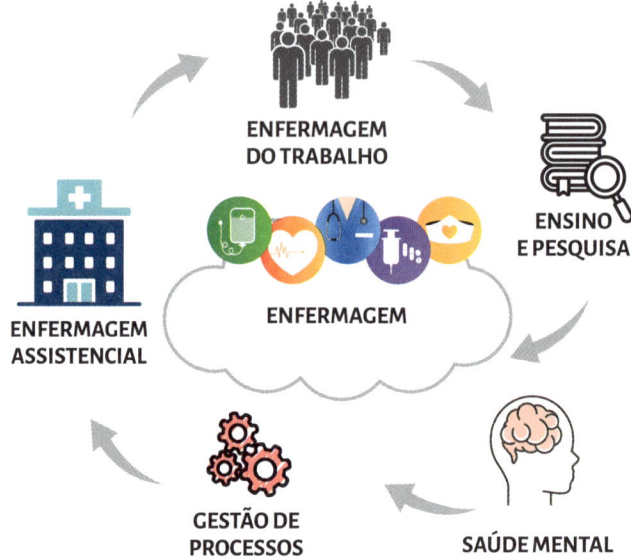

Com a crescente regulamentação da nossa profissão e, consequentemente, com o compromisso de melhoria contínua dos processos e da atuação dos profissionais que trabalham na enfermagem, surgiu a necessidade da formação de profissionais especialistas, não somente em ambientes hospitalares, mas também extra-hospitalares, incluindo empresas (privadas e públicas) que possuem empregados regidos pela Consolidação das Leis do Trabalho, pelos órgãos públicos da administração direta e indireta, bem como pelos órgãos dos poderes Legislativo e Judiciário, e são os profissionais da enfermagem do trabalho que irão atuar nessas empresas.

A enfermagem do trabalho é uma especialidade exercida por enfermeiro, técnico ou auxiliar de enfermagem do trabalho, com atuação direcionada à promoção, à prevenção e à proteção da saúde do trabalhador nos ambientes de trabalho. Ela contribui não somente para evitar doenças e acidentes relacionados a agentes de riscos ocupacionais, mas para a promoção integral da saúde do trabalhador, com ampla variedade de locais de atuação no mercado, como hospitais, clínicas, empresas de facilities, ambulatórios, indústrias, parques, frigoríficos, hotéis, serviços de hospedagem, navios, offshores, aeroportos, zonas portuárias, instituições de ensino, entre outras atividades econômicas que possuam trabalhadores celetistas. A enfermagem do trabalho é tão ampla que permite aos profissionais que nelas atuam empreender, desde que respeitem seu limite legal de atuação:

- **Enfermeiro do trabalho (ET):** profissionais com proficiência determinada no artigo 6º da Lei nº 7.498 e portadores do certificado de conclusão de curso de enfermagem do trabalho em nível de pós-graduação, expedido por universidades ou faculdades que mantenham cursos de pós-graduação lato sensu em enfermagem do trabalho. São integrantes da equipe de Serviços Especializados em Segurança e em Medicina do Trabalho, conforme o item 4.3.2 da NR-04 (Brasil, 2022c), executam ações relacionadas a higiene, medicina e segurança ocupacional, e têm como principais atribuições:

    - Participar da estruturação e implementação do ambulatório de saúde do trabalhador conforme normas regulamentadoras, legislação, resoluções, atividade econômica desenvolvida pela empresa, riscos ocupacionais, perfil epidemiológico e público-alvo.

    - Participar da elaboração e implementação do PCMSO (Programa de Controle Médico de Saúde Ocupacional) com o médico do trabalho e a equipe multidisciplinar de saúde, de acordo com o PGR e as normas regulamentadoras, monitorando a saúde dos trabalhadores e colaborando com a estruturação do relatório analítico do PCMSO.

    - Realizar os levantamentos epidemiológicos estáticos, com índices de absenteísmo e afastamento dos trabalhadores conforme normas regulamentadoras, legislações e resoluções; sistematizar e estudar os resultados dos indicadores para o embasamento das ações de saúde e segurança do trabalhador.

- Planejar e executar programas, medidas de higiene ocupacional e campanhas de promoção e proteção à saúde do trabalhador, como programas de educação sanitária e qualidade de vida baseadas no estudo das condições de segurança, insalubridade e periculosidade da empresa, no perfil epidemiológico, nos dados estatísticos de morbidade e mortalidade dos trabalhadores, nas normas regulamentadoras e nos protocolos da instituição.

- Prestar assistência holística ao trabalhador, considerando suas necessidades humanas básicas, normas regulamentadoras, resoluções e protocolos da instituição.

- Mapear as condições de saúde do trabalhador, considerando público-alvo, monitoramento dos riscos ocupacionais e nexo causal, conforme as normas regulamentadoras e resoluções e suas indicações de ações educativas e corretivas.

- Participar da estruturação e implantação do Sistema de Gestão Integrada (SGI), atuando nos processos de auditoria interna e externa relativos aos programas de saúde do trabalhador conforme normas regulamentadoras, resoluções, normas ISO e estratégias do ESG (environmental, social and governance) quanto a saúde e segurança do trabalhador; sistematizar os resultados dos indicadores do programa de atenção à saúde do trabalhador conforme protocolo da instituição e desenvolver planos de melhorias.

- Elaborar e executar planos de ação de urgência e emergência e atendimento pré-hospitalar.

- Desenvolver políticas de saúde do trabalhador nas empresas para promover mudanças e implementar programas de prevenção e promoção da saúde, com o intuito de melhorar as condições de trabalho para a saúde dos trabalhadores.

- Desenvolver e aprovar os procedimentos operacionais padrão (POP) referentes às ações de enfermagem, tanto assistencial quanto administrativa, e de biossegurança para empresa.

- Ser o responsável técnico pela equipe de enfermagem (compete exclusivamente ao enfermeiro do trabalho a coordenação dos profissionais de enfermagem da empresa), o que inclui prever os profissionais e materiais necessários, executar procedimentos de alta complexidade, treinar e supervisionar os técnicos e auxiliares de enfermagem do trabalho.

- **Técnico de enfermagem do trabalho (TET):** profissionais com proficiência determinada no artigo 7º da Lei nº 7.498 e portadores do certificado de técnico de enfermagem e de especialista técnico em enfermagem do trabalho, expedido por instituição especializada reconhecida e autorizada pelo Ministério da Educação. São integrantes da equipe de Serviços Especializados em Segurança e em Medicina do Trabalho, conforme o item 4.3.2 da NR-04, e coparticipam com o enfermeiro do trabalho das ações de planejamento, programação, orientação e execução das atividades de enfermagem do trabalho, nos três níveis de prevenção (primária, secundária e terciária), dentro do seu limite legal de atuação. Integram a equipe de saúde do trabalhador e executam procedimentos de média complexidade. Caso a NR-04 não preveja o enfermeiro do trabalho no dimensionamento de Serviços Especializados em Segurança e em Medicina do Trabalho (SESMT), o técnico de enfermagem do trabalho não pode executar as atividades privativas do enfermeiro.

- **Auxiliar de enfermagem do trabalho (AET):** profissionais com proficiência determinada no artigo 8º da Lei nº 7.498 e portadores do certificado do técnico de enfermagem e de especialista técnico em auxiliar de enfermagem do trabalho, com validade nacional, expedido por instituição especializada reconhecida e autorizada pelo Ministério da Educação. São integrantes da equipe de SESMT, conforme o item 4.3.2 da NR-04, e auxiliam a equipe de enfermagem do trabalho sob a supervisão do enfermeiro no desenvolvimento dos programas nos três níveis de prevenção (primária, secundária e terciária). Integram a equipe de saúde do trabalhador e executam procedimentos de simples complexidade, dentro do seu limite legal de atuação. Caso a NR-04 não preveja o enfermeiro do trabalho no dimensionamento de SESMT, o auxiliar de enfermagem do trabalho não pode executar as atividades privativas do enfermeiro.

Quando previsto no dimensionamento do SESMT, de acordo com o Anexo II da NR-04, o que vai determinar a contratação do AET ou TET é o nível de complexidade das ações que serão realizadas na empresa. Se forem previstas ações de baixa complexidade, a empresa pode optar pela contratação do AET; já no caso de ações de média complexidade, obrigatoriamente a empresa deverá optar pela contratação do TET. Em ambos os casos, para exercer sua função, o especialista de nível técnico deve realizar o cadastro de especialista no Coren da região onde vai atuar, conforme Resolução nº 238, de 2000, do Cofen.

O auxiliar e o técnico de enfermagem do trabalho podem trabalhar sem a supervisão do enfermeiro do trabalho?

Sim, apesar de a Lei do Exercício Profissional de Enfermagem, artigo 15, determinar que as atividades desenvolvidas pelos auxiliares e técnicos de enfermagem somente podem ser desempenhadas sob orientação e supervisão de um enfermeiro, de acordo com o Anexo II de dimensionamento do SESMT da NR-04, nos casos previstos pela norma, dependendo do grau de risco e do número de funcionários de uma empresa, não é obrigatória a contratação do enfermeiro do trabalho, ou seja, apesar de ter auxiliares e técnicos de enfermagem do trabalho executando ações e procedimentos de enfermagem, eles não contam com um responsável técnico de enfermagem. Em nenhum cenário essa é a situação ideal, porém ela é respaldada pela norma, deixando a equipe incompleta e os profissionais de nível técnico de enfermagem sem a devida coordenação e as orientações para as suas práticas no dia a dia.

Será que podemos fazer algo para mudar essa realidade?

Sim, mas para isso os profissionais da enfermagem do trabalho têm que exercer cada vez mais seu protagonismo: para sermos lembrados, temos que ser vistos. Pensando nisso, não podemos estar presentes com os trabalhadores somente nos momentos dos exames ocupacionais previstos pelas normas, ou nos atendimentos de emergência; temos que atuar em todos os campos que a enfermagem do trabalho permite, incluindo dar treinamentos, realizar ações de promoção, palestras e fazer diálogos diários de saúde (DDS), pois o DDS só é lembrado como diálogo diário de segurança, sempre associado a um profissional de segurança do trabalho. Devemos participar das reuniões com os gestores da empresa, comitês, entre outros.

Protagonismo da enfermagem do trabalho diante dos desafios da profissão

A enfermagem é essencial em qualquer nível de assistência de saúde para toda a sociedade, incluindo os trabalhadores. Não há como pensar em saúde e segurança do trabalho completa sem a enfermagem do trabalho, uma força motriz na promoção da saúde e na prevenção de doenças.

Durante a pandemia de covid-19, isso ficou ainda mais evidente, com a enfermagem como a maior categoria profissional a atuar na linha de frente na assistência à população em geral e aos trabalhadores. Devido ao aumento da demanda de cuidados e à necessidade de criação de protocolos e estratégias de saúde em face da nova realidade de saúde, foi a enfermagem do trabalho que atuou na gestão dos cuidados dos profissionais de saúde que atuaram na linha de frente nos hospitais, afinal, o hospital também é uma empresa, e mais do que nunca esses cuidados com os trabalhadores precisaram ser reforçados para garantir que esse "exército" pudesse atuar diante do coronavírus. Quem cuidou de quem estava cuidando e ainda cuida foram os profissionais da enfermagem do trabalho.

Mas não foram só os profissionais que atuavam na saúde que não puderam parar durante o ápice da pandemia; uma série de outros trabalhadores também, como profissionais da indústria farmacêutica, do transporte público, do comércio de alimentos, porteiros, vigilantes, recepcionistas de consultórios, cuidadores de idosos, agentes funerários, sepultadores, coletores de resíduos, entre outros. Essas pessoas pertencentes a categorias essenciais não tiveram a opção do home office ou do isolamento voluntário e precisaram continuar se expondo ao coronavírus antes mesmo de haver um tratamento comprovadamente eficaz ou a vacina. E mais uma vez, a enfermagem do trabalho foi uma das principais responsáveis pelo cuidado desses profissionais, executando ações que estavam diretamente ligadas ao enfrentamento da pandemia nas empresas, o que evitou um número maior de contaminados e, consequentemente, de mortes.

Um dos desafios da nossa profissão é lutar cada vez mais pela nossa valorização e importância, pois somos essenciais não somente em um momento pandêmico. A enfermagem é a espinha dorsal dos cuidados em saúde, e os profissionais que nela atuam, cada um com sua expertise, educam e capacitam comunidades inteiras a cuidarem de si mesmas, a adotarem hábitos saudáveis e a buscarem ajuda quando necessário. São agentes de transformação social e levam o conhecimento e o cuidado por onde passam.

Atuar na enfermagem, seja do trabalho ou não, requer proficiência. E proficiência requer a atualização contínua de conhecimentos, habilidades e competências para enfrentar os desafios que surgem na prática clínica, na prestação de cuidados de saúde de alta qualidade, nas ações burocráticas e administrativas. Por esse motivo, o aprendizado ao longo da vida (lifelong learning) é crucial para profissionais de enfermagem em um mundo cada vez mais complexo.

A área de saúde do trabalhador está em constante evolução, com descobertas científicas, avanços tecnológicos e mudanças nas políticas de saúde. Normas, resoluções, leis e decretos sempre passam por reformulação ou são substituídos por novos. Para sermos profissionais competitivos e relevantes no mercado de trabalho, precisamos nos comprometer com o aprendizado ao longo da vida, incorporando essas mudanças na prática profissional.

O ambiente da saúde do trabalhador é diverso e multifacetado, visto que os profissionais da enfermagem do trabalho atuam com pessoas provenientes de diferentes origens culturais, de diferentes identidades de gênero, sexualidade, singularidades, faixas etárias, crenças, etnias, condições socioeconômicas, entre outras. O lifelong learning permite aos profissionais de enfermagem do trabalho compreender melhor as necessidades individuais de cada paciente para então adaptar seus cuidados de acordo com essas nuances e promover uma abordagem mais holística e centrada na pessoa, garantindo sua aptidão física e mental para o desempenho das atividades laborais e contribuindo diretamente com a produtividade e a lucratividade das empresas onde atuam.

A obtenção e a atualização contínua de conhecimentos científicos fornece uma base sólida para a prática profissional, a tomada de decisões e a promoção da saúde e segurança dos trabalhadores, sendo, portanto, práticas essenciais para que o profissional se mantenha relevante no mercado de trabalho. Os profissionais que colocam em prática o lifelong learning apresentam inúmeros benefícios, entre eles:

- **Eficiência profissional:** diante da constante evolução na área, os profissionais da enfermagem do trabalho precisam estar sempre atualizados com as últimas evidências científicas para estarem aptos a fornecer cuidados de alta qualidade, atender às demandas administrativas e tecnológicas da profissão, prestar assistência segura e permanecer competitivos no mercado de trabalho.

- **Tomada assertiva de decisões:** a enfermagem do trabalho participa ativamente da tomada de decisões relativas à saúde e segurança no trabalho (SST), que deve ser baseada em evidências fundamentadas em conhecimento científico. Com isso, a tomada de decisões se torna mais assertiva; as escolhas das ações, mais eficazes; e o planejamento, mais otimizado, permitindo melhoria contínua do processo de trabalho e comprovando para os empregadores e empregados a importância e relevância das ações de saúde ocupacional.

- **Adaptação a novas tecnologias:** para atuação na saúde ocupacional, o conhecimento e a capacidade de aprender novas tecnologias para se adaptar a ambientes de trabalho digitais são fundamentais para o sucesso profissional e para o trabalho colaborativo com equipes multidisciplinares. Em um mundo cada vez mais tecnológico, essa é uma hard skill (habilidade técnica) obrigatória para os profissionais de SST. Com normas regulamentadoras e legislações determinando processos totalmente digitalizados, o desenvolvimento de softwares e sistemas de registros eletrônicos de saúde, dispositivos médicos avançados, aplicativos de saúde móvel, inteligência artificial (IA), entre outros, é o que se chama de tech skill (habilidade tecnológica). Essa habilidade é essencial para o desenvolvimento das competências profissionais, pois gera um impacto significativo na SST ao automatizar tarefas rotineiras, produzindo dados mais claros e seguros com otimização de tempo.

- **Desenvolvimento de novas habilidades:** o aprendizado ao longo da vida faz com que os profissionais tenham a oportunidade de desenvolver novas habilidades que podem ampliar seu repertório e criar oportunidades de carreira, tornando-os mais versáteis e qualificados para assumirem oportunidades profissionais em empresas com múltiplos CNAEs. O desenvolvimento profissional pode abrir portas para avanços na carreira, promoções e oportunidades de liderança.

- **Satisfação profissional:** ao buscar o aprendizado contínuo, à medida que os profissionais se sentem mais competentes e confiantes em sua capacidade de enfrentar desafios e oportunidades em seu local de trabalho, aumenta o senso de realização e satisfação profissional. Em consequência, o seu desempenho melhora de forma constante, o que acarreta maior valorização pelos empregadores e pelo mercado de trabalho.

- **Networking:** participar de cursos dos mais diversos níveis de formação, programas de educação continuada e eventos de aprendizado cria oportunidades para os profissionais se conectarem com outros colegas de profissão e profissionais de áreas correlatas, permitindo a troca de experiências e conhecimentos e a colaboração em projetos ou iniciativas.

- **Flexibilidade e adaptabilidade:** os profissionais que se comprometem com o aprendizado contínuo desenvolvem uma mentalidade de flexibilidade e adaptabilidade, o que os torna mais preparados para lidar com mudanças e desafios da profissão e com o estresse no ambiente de trabalho. Tornam-se resilientes e capazes de se adaptar a mudanças repentinas, lidar com pressão e manter um equilíbrio saudável entre a vida pessoal e profissional – tão necessário para os profissionais de enfermagem, afinal, só podemos cuidar do outro se estivermos bem integralmente.

Outro aspecto importante do aprendizado ao longo da vida para profissionais de enfermagem do trabalho é o desenvolvimento de habilidades interpessoais e de comunicação eficaz, uma vez que sua prática profissional é centrada no trabalho em equipe, na colaboração interprofissional e multisetorial. Por exemplo, é necessário se comunicar com setores administrativos, como gerência e recursos humanos, para conseguir apoio e respaldo para o desenvolvimento das atividades laborais e colocar em prática ações de promoção, proteção e prevenção de saúde que demandam investimento financeiro.

O desenvolvimento contínuo dessas soft skills (habilidades ligadas ao comportamento do profissional), além de melhorar a qualidade dos cuidados prestados, fortalece as relações interpessoais no ambiente de trabalho e influencia positivamente o ambiente. Essas habilidades interpessoais e emocionais desempenham um papel fundamental na prática da enfermagem do trabalho em conjunto com o conhecimento científico. As habilidades técnicas são essenciais para fornecer cuidados de saúde de qualidade ao trabalhador, mas é igualmente importante ter outros tipos de conhecimento para garantir o bem-estar e a segurança dos trabalhadores em seus ambientes laborais. A validação dos planejamentos e programas perante a diretoria, para que compreendam e valorizem as necessidades das ações de saúde do trabalhador, por exemplo, é indispensável na prática profissional e requer soft skills.

As hard skills possibilitam que os profissionais de enfermagem do trabalho participem de processos seletivos, pois são saberes mensuráveis, mas são as softs skills que vão fazê-los serem recrutados e permanecerem no campo de trabalho. Para as empresas é mais fácil desenvolver um profissional com pouca ou nenhuma experiência, mas que seja proativo, interessado, com comunicação assertiva, com facilidade de trabalhar em equipe, entre outros, do que um trabalhador com expertise e proficiência exemplar, mas sem domínio das habilidades sociais. Para os profissionais da enfermagem do trabalho, podemos destacar as seguintes soft skills:

- **Proatividade:** ser um profissional proativo de enfermagem do trabalho significa assumir a responsabilidade pelo próprio desenvolvimento e desempenho, investir no próprio crescimento pessoal e profissional, se fortalecer física e mentalmente, explorar novos conhecimentos, habilidades e networking em treinamentos, cursos (presenciais e/ou e-learning), palestras, congressos, feiras, workshops, entre outros, além de buscar feedback de seus pares e gestores para melhorar continuamente suas habilidades e competências. São a proatividade e o interesse que impulsionam o desenvolvimento das demais soft skills. A proatividade faz com que os profissionais ajam de forma antecipada, seja ao iniciar ações que possam contribuir no alcance dos objetivos organizacionais dentro do seu limite legal de atuação, ao cumprir prazos, assumir desafios e garantir que as tarefas sejam concluídas com excelência, ao buscar maneiras de melhorar processos, ao encontrar soluções criativas e prudentes para problemas ou ao propor novas ideias que agreguem valor ao trabalho e à organização. A proatividade e o interesse contribuem para o fortalecimento do trabalho em equipe, pois ao compartilhar conhecimentos e experiências, ajudam a criar um ambiente de trabalho positivo e produtivo, com uma cultura de apoio mútuo, engajando todos a ajudar e a contribuir para o sucesso coletivo. Com atitude proativa, aumenta-se a probabilidade de antecipar problemas potenciais e de evitar que ocorram por meio de tomadas de decisões e medidas preventivas assertivas, como a identificação de riscos, a implementação de controles de qualidade e a preparação de planos de contingência, de modo que se otimizam as ações de saúde e segurança do trabalho. Profissionais proativos tendem a ser mais valorizados pelas organizações por sua capacidade de fazer a diferença e impulsionar o progresso em direção aos objetivos organizacionais, além de ajudarem a reduzir custos e o absenteísmo, o que aumenta a produtividade e a lucratividade da empresa. Além disso, os trabalhadores proativos são mais satisfeitos, seguros e saudáveis.

- **Inteligência emocional:** é uma habilidade essencial para o sucesso em diversas áreas da vida, incluindo relacionamentos pessoais, trabalho em equipe, liderança e desempenho das atividades profissionais de enfermagem do trabalho, influenciando não apenas a maneira como interagimos com os outros, mas também a tomada de decisões e a capacidade de lidar com o estresse e alcançar objetivos pessoais e profissionais. É entendida como a capacidade de reconhecer e lidar com as próprias emoções e com as emoções do outro. Consiste em identificar as emoções por meio de aspectos fisiológicos para um entendimento mais profundo sobre uma reação, reconhecer emoções não evidentes e, por fim, lidar com os próprios sentimentos e com os sentimentos dos outros. A inteligência emocional auxilia na redução da reatividade (primeiro pensar, depois agir); na prática da autorregulação (controle de impulsos emocionais); no adiamento da gratificação; e no gerenciamento do estresse diante de situações desafiadoras. Mas, para isso, é necessário autoconsciência, ou seja, reconhecer-se e compreender suas próprias emoções, incluindo seus pontos fortes e fracos, valores e impulsos emocionais.

- **Comunicação eficaz:** é vital na enfermagem do trabalho, dado que os profissionais devem ser capazes de se comunicar de forma assertiva e clara com os empregados, orientando-os sobre medidas preventivas de questões de saúde e segurança, adoção de hábitos saudáveis de vida, entre outros. Precisamos ser capazes de transmitir essas informações de maneira compreensível para todos os envolvidos. Além disso, devemos manter comunicação aberta e transparente entre a equipe multidisciplinar de saúde, outros setores da empresa, líderes e a administração para garantir a implementação eficaz de programas de saúde ocupacional e políticas de segurança. A comunicação eficaz inclui tanto a comunicação verbal quanto a nao verbal, garantindo que as mensagens sejam transmitidas de forma precisa e empática.

- **Gerenciamento de tempo:** a enfermagem do trabalho é responsável por inúmeras atribuições e fazeres profissionais em um ambiente de trabalho dinâmico, onde as demandas podem mudar rapidamente. É crucial para a equipe de enfermagem do trabalho gerenciar seu tempo de forma eficaz, priorizar e organizar suas tarefas, responder prontamente a emergências e realizar as demandas administrativas com a devida documentação e evidenciando as ações, atendendo adequadamente às necessidades holísticas dos trabalhadores e participando de programas de proteção, promoção e prevenção de saúde do trabalhador, a fim de garantir que todas as responsabilidades sejam cumpridas dentro dos prazos estabelecidos. A habilidade de gerenciar o tempo é diretamente ligada à saúde mental dos profissionais de enfermagem do trabalho, uma vez que o mau gerenciamento pode levar a estresse e burnout, problemas comuns nesse ofício devido à sua natureza emocionalmente exigente. Quando planejamos as atividades de forma eficaz e diminuímos a sobrecarga de trabalho, ajudamos a proteger nossa própria saúde mental e bem-estar. O gerenciamento de tempo é um desafio para muitos profissionais. Assim como as 24 horas de um dia não são as mesmas para todas as pessoas, oito, dez ou doze horas de trabalho também não são, e por esse motivo é fundamental a criação de estratégias para o gerenciamento de tempo e o desenvolvimento da comunicação transparente com gestores quando houver uma sobrecarga de trabalho. Hoje em dia temos inúmeras ferramentas que auxiliam no gerenciamento do tempo, por exemplo planners, que podem ser físicos ou digitais, até programas e aplicativos, cabendo a cada um utilizar e ver qual atende melhor às suas necessidades diárias.

- **Resolução de conflitos:** é uma habilidade que não apenas promove um ambiente de trabalho saudável e seguro, mas também contribui para a eficiência, produtividade e satisfação de todos os envolvidos. Por estarem presentes no local de trabalho regularmente, devemos detectar sinais precoces de conflitos, observar mudanças comportamentais, tensões interpessoais e outros indicadores de conflito entre os trabalhadores ou entre a equipe e os gestores. O enfermeiro do trabalho, quando presente na equipe de SESMT da empresa, desempenha papel fundamental na mediação de conflito na equipe. Como líder, deve se capacitar e treinar frequentemente habilidades de comunicação eficazes, pois deve ser capaz de ouvir todas as partes envolvidas, mediar a situação de forma imparcial e encontrar em conjunto soluções que promovam um ambiente de trabalho seguro e harmonioso para todos. Uma das medidas que colaboram para a prevenção de conflitos entre a equipe de saúde ocupacional é a elaboração de políticas e protocolos de atendimento em que todos saibam seus direitos e deveres dentro da equipe. Quando essas informações são claras, os trabalhadores se sentem mais seguros e confiantes na execução das suas atividades dentro da empresa, ou seja, este é um modo de promover saúde mental entre os integrantes da equipe.

- **Empatia:** é uma qualidade essencial para todos os seres humanos, ainda mais aqueles que escolheram trabalhar na área da saúde, incluindo os profissionais da enfermagem do trabalho. Ao atuar com saúde ocupacional em empresas que estão desenvolvendo e/ou fortificando uma cultura de saúde e segurança no trabalho, alguns gestores podem considerar um custo as ações que deverão ser implementadas para promover a SST, e esse processo gradual de argumentação e convencimento pode ser mais lento ou mais rápido dependendo da empresa. Nesse momento devemos nos colocar no lugar do empregador e do empregado e ponderar o que é ideal para ambas as partes. Por exemplo, quando falamos de ergonomia física, para os trabalhadores que exercem suas atividades sentadas, a empresa deve disponibilizar cadeiras ergonômicas que atendam às diretrizes da NR-17 – Ergonomia. É necessário avaliar o limite de investimento que a empresa tem para questões de saúde e segurança do trabalhador e a real necessidade dos empregados. Os profissionais de enfermagem do trabalho lidam com uma variedade de situações, desde lesões no local de trabalho até questões de saúde mental relacionadas ao ambiente profissional. Ter empatia nos permite uma conexão verdadeira com os trabalhadores, criando um vínculo ao compreender suas preocupações e oferecer a assistência holística e assertiva que eles precisam.

- **Resiliência:** o fazer profissional da enfermagem do trabalho pode ser emocionalmente exigente. São profissionais que lidam com o público, o que já é um desafio, além de prestarem atendimento a lesões graves, doenças ocupacionais, emergências e até afastamentos ocupacionais, situações que deixam as pessoas mais vulneráveis e, muitas vezes, reativas. Os profissionais da enfermagem do trabalho precisam desenvolver estratégias eficazes para lidar com essas situações estressantes, adaptando-se positivamente a circunstâncias difíceis, resistindo à pressão e persistindo diante das adversidades, para manter um nível saudável de funcionamento psicológico e emocional. Essa habilidade implica não apenas lidar com situações difíceis, mas também aprender com elas, crescer e se fortalecer com os resultados, a fim de manter-se motivado, positivo e engajado com o processo de trabalho e com seu próprio autocuidado, que envolve aspectos físicos, emocionais, cognitivos e comportamentais. A resiliência pode ser desenvolvida ao longo do tempo com prática e experiência, por isso é tão importante a prática do autocuidado. Por vezes, os profissionais de enfermagem negligenciam a própria saúde em nome do cuidado com o próximo, não compreendendo que para cuidar de alguém é necessário, em primeiro lugar, estar bem, e que as necessidades humanas básicas vão além de comer e dormir, pois envolvem práticas de atividades físicas, momentos de lazer, alimentação saudável, entre outros, fundamentais para o bem-estar completo do corpo e da mente e para a não somatização dos momentos de dificuldades, que acarreta o surgimento de doenças psicossomáticas e mentais. A resiliência também influencia positivamente a dinâmica do trabalho em equipe e o clima organizacional, pois promove um ambiente de colaboração, apoio mútuo e superação coletiva de desafios, ou seja, essa é uma soft skill valiosa tanto para o bem-estar individual quanto para o sucesso profissional e o bom desempenho no local de trabalho.

- **Liderança:** os auxiliares e técnicos de enfermagem do trabalho devem assumir papéis de liderança na promoção da saúde e segurança no trabalho dentro do seu limite legal de atuação. O papel de líder e educador de saúde perante os outros trabalhadores não é exclusivo do enfermeiro do trabalho – ao contrário da liderança e coordenação da equipe de enfermagem, um fazer profissional exclusivo do enfermeiro, de acordo com a Lei do Exercício Profissional de Enfermagem (Brasil, 1986). Ter habilidades de liderança é fundamental para inspirar e motivar outros a adotarem práticas seguras no local de trabalho, para o desenvolvimento de programas de prevenção de doenças e acidentes de trabalho, para a orientação sobre questões de saúde ocupacional e para a atuação durante emergências e crises de saúde. Habilidades de liderança promoverão destaque profissional demonstrando iniciativa e interesse. Quanto mais os profissionais da enfermagem do trabalho estiverem em evidência, melhor será sua adesão no mercado de trabalho e, consequentemente, maior será sua valorização – não só individual, mas também da classe. Isso é essencial na SST, e deste modo ganhamos mais força para aumentar cada vez mais o número de profissionais de enfermagem do trabalho no dimensionamento da equipe de SESMT das empresas, provando que a enfermagem não está ali só para aferir os SSVV. Nossas ações vão muito além; somos fundamentais para a criação de uma cultura de saúde e segurança nas empresas e para a diminuição de absenteísmo, afastamentos, acidentes, doenças, incidência de multas e passivos trabalhistas, e tudo isso gera diminuição de custos e aumento da lucratividade das empresas.

- **Criatividade:** habilidade fundamental na saúde ocupacional, essencial para impulsionar a inovação, resolver problemas complexos, promover a saúde e a segurança no local de trabalho, aumentar a capacidade de adaptabilidade a mudanças e o engajamento dos trabalhadores e gestores, a melhoria da eficiência e a criação de valores, tanto para as organizações quanto para os profissionais individuais. É a criatividade que nos permite inovar e buscar melhorias e soluções em todos os âmbitos do nosso trabalho. A enfermagem do trabalho é um ramo muito mais aberto a essas inovações no dia a dia da prática profissional comparada à enfermagem assistencial, quase 100% composta de técnicas com protocolos que devem ser seguidos à risca, pois envolve risco de morte, infecções e sequelas transitórias ou permanentes aos pacientes. Por ser voltada à prevenção primária, a enfermagem do trabalho permite o desenvolvimento da criatividade para aumentar o engajamento dos trabalhadores nas questões relacionadas à SST. Hoje em dia, com um concorrente tão forte como um smartphone, precisamos ser criativos para prender a atenção dos trabalhadores e transmitir as informações que são relevantes para eles, para a empresa e para a comunidade. Múltiplas estratégias devem ser planejadas e desenvolvidas a fim de atender a toda a diversidade e singularidade dos trabalhadores. Essa capacidade é desenvolvida com muito estudo e aprendizado, com as experiências e prototipagens, tentativas e erros, e valoriza o processo de ensino-aprendizagem, celebra cada conquista e avanço. Viemos de uma cultura e metodologia de ensino tradicional que priorizava o resultado final e procurava somente os erros, o que tornou as pessoas (e, portanto, os profissionais) receosas e inibidas. Para haver progresso e desenvolvimento, não podemos ter medo de errar, pois o medo é algo natural; ele deve ser um impulso, não um bloqueio. Um profissional criativo eleva a competitividade da empresa no mercado, pois facilita os processos e a resolução de problemas, além de aumentar a produtividade. Equipes criativas tendem a desenvolver novas ideias constantemente, e quando as colocam em prática (o que é fundamental, pois não basta ter as ideias, é necessário colocá-las em prática após um planejamento), isso eleva a chances de sucesso e aumenta a produtividade. Quando há espaço para criar, o local de trabalho fica mais produtivo e agradável, com profissionais mais engajados.

- **Pensamento crítico:** é uma das principais habilidades que desenvolvemos conforme vivenciamos experiências e situações ao longo da vida. Não se limita a uma área específica do conhecimento, mas é uma habilidade universal que pode ser aplicada em diversos contextos, incluindo educação, trabalho, tomada de decisões pessoais e cidadania. É uma habilidade essencial para o sucesso pessoal e profissional, pois capacita as pessoas a analisarem informações de maneira objetiva, tomarem decisões fundamentadas e resolverem problemas de forma eficaz. O pensar crítico envolve a capacidade de analisar informações de maneira objetiva, avaliar situações complexas e tomar decisões informadas, contribuindo para a resolução eficaz de problemas e a tomada de decisões estratégicas. Quando colocamos em prática essa habilidade, fundamental para os profissionais da enfermagem do trabalho atuarem com independência, aumentamos a capacidade de examinar informações detalhadamente, identificar padrões, tendências ou discrepâncias e extrair insights significativos que serão diferenciais nas ações de promoção de saúde. Saímos do conforto de agir de maneira automática e desenvolvemos disposição para questionar suposições, pontos de vista e fontes de informação, buscando entender melhor as razões por trás de uma ideia ou argumento. Essa curiosidade nos estimula a estudar e nos capacitar cada vez mais, a fim de melhorar a habilidade de formular argumentos, de expressar ideias, análises e conclusões de forma clara, coerente e persuasiva, e de adaptar a comunicação ao público-alvo para engajar empregadores e empregados.

- **Resolução de problemas:** a resolução de problemas e a tomada de decisões assertivas envolvem um processo deliberado e consciente na enfermagem do trabalho. Muitas vezes, isso requer a colaboração com outros profissionais de saúde, gestores e trabalhadores, reforçando a necessidade do trabalho em equipe e de comunicação eficaz para expressar ideias e contribuir para a busca de soluções conjuntas para problemas de saúde ocupacional. Devemos estar sempre atentos para identificar oportunidades de melhoria, implementar mudanças positivas e avaliar os resultados para garantir que as melhores práticas sejam seguidas e os objetivos de saúde e segurança sejam alcançados. Desenvolver soluções para os problemas que podem surgir no dia a dia da enfermagem do trabalho requer outras habilidades correlacionadas, como a imparcialidade (para avaliar alternativas de maneira objetiva e justa, considerando as particularidades de cada situação) e ser flexível (aberto a ajustar sua decisão conforme novas informações surgem ou conforme a situação evolui). A flexibilidade é importante para lidar com mudanças inesperadas e garantir que suas decisões permaneçam relevantes e eficazes ao longo do tempo, mas é preciso agir sempre com ética e reponsabilidade, seguindo os princípios morais e valores que orientam o comportamento humano e da profissão em relação ao que é certo e errado. A enfermagem do trabalho requer profissionais comprometidos com esses valores e conscientes do seu dever e reponsabilidade perante o gerenciamento da vida de centenas ou, muitas vezes, milhares de trabalhadores, que são pessoas biopsicosocioespirituais, ou seja, seres integrais, pertencentes a uma comunidade ou família. Os impactos negativos de uma possível omissão ou erro profissional não reflete somente na empresa, por isso a importância da constante atualização profissional.

- **Atitude sustentável:** surgiu da política de grandes corporações mundiais que se comprometeram com os Objetivos de Desenvolvimento Sustentável (ODS), iniciativa global adotada pela Assembleia Geral das Nações Unidas, com uma agenda composta por dezessete objetivos que visam solucionar os desafios mais urgentes enfrentados pela humanidade, incluindo pobreza, desigualdade, mudanças climáticas, degradação ambiental, paz e justiça, desigualdade nas relações de trabalho, entre outros, reconhecendo a interconexão entre esses desafios e a necessidade de abordá-los de forma integrada e holística. Uma atitude sustentável na enfermagem do trabalho envolve o uso responsável e eficiente dos recursos disponíveis, como materiais, equipamentos e energia, o que acarreta redução de desperdícios, otimização do uso de recursos e minimização de impacto ambiental das atividades laborais. A preocupação com a sustentabilidade já se transformou em prioridade para grandes empresas. A urgência climática e as necessidades pós-pandêmicas fazem os negócios serem cada vez mais sustentáveis, perpassando a responsabilidade para todos os setores das organizações, incluindo os SESMT que, em algumas empresas, recebe o nome de Saúde e Segurança e Meio Ambiente (SSMA). Essa nomenclatura evidencia a integração da saúde e segurança ocupacional com as ações ambientais, uma vez que a atitude sustentável implica preocupar-se com o bem-estar dos trabalhadores, o que inclui não apenas sua saúde física, mas também o ambiente de trabalho e o impacto das práticas laborais no meio ambiente. Os profissionais da enfermagem do trabalho que demonstram uma atitude sustentável podem servir como líderes e defensores da saúde ocupacional e da sustentabilidade ambiental em suas organizações, contribuindo para promover a conscientização sobre questões de saúde e segurança no trabalho, influenciar políticas e práticas organizacionais e advogar por mudanças positivas que beneficiem os trabalhadores e o meio ambiente. Sendo assim, a atitude sustentável é um diferencial para quem deseja impactar a vida dos trabalhadores, as comunidades e o mundo em geral.

- **Teamplay:** o trabalho em equipe (teamplay) é uma habilidade essencial para o profissional de enfermagem do trabalho. Muitas empresas vão além do que determina o Anexo II da NR-04 e contam com fisioterapeutas, ergonomistas, dentistas, psicólogos, entre outros profissionais de saúde e segurança ocupacional. Assim, saber trabalhar em equipe é importante porque facilita a coordenação de esforços, promove a troca de conhecimentos, melhora a tomada de decisão, estimula apoio mútuo e resiliência, além de aumentar a eficiência e a produtividade, contribuindo para a criação de uma cultura de saúde e segurança no local de trabalho. O teamplay garante também que a equipe multidisciplinar de SESMT, os gestores e os trabalhadores se unam para promover práticas seguras e prevenir lesões e doenças ocupacionais, criando um ambiente onde todos se sintam valorizados, comprometidos e engajados com a saúde e segurança no trabalho.

- **Netweaving:** pode ser entendida como uma evolução do networking, que é o processo de conhecer e conversar com pessoas que podem ser úteis para sua carreira. Já o netweaving é uma de troca de experiências sem expectativas, mas com reciprocidade, em que se procura identificar oportunidades para conectar pessoas que podem se beneficiar de conhecer umas às outras, seja pessoal ou profissionalmente. Quando isso ocorre naturalmente, sem se esperar nada em troca, quem recebe a contribuição fica mais propenso a retribuir quando o outro precisar, movido pelo sentimento de gratidão. Assim se constrói uma rede de relacionamentos genuínos em que prevalece o sentimento de confiança, em vez de simplesmente uma troca de cartões de visita ou favores. O netweaving é fundamental para os profissionais da enfermagem do trabalho, que devem atuar como facilitadores ou conectores das suas redes internas e externas e seus pares de trabalho.

Vamos nos valorizar!

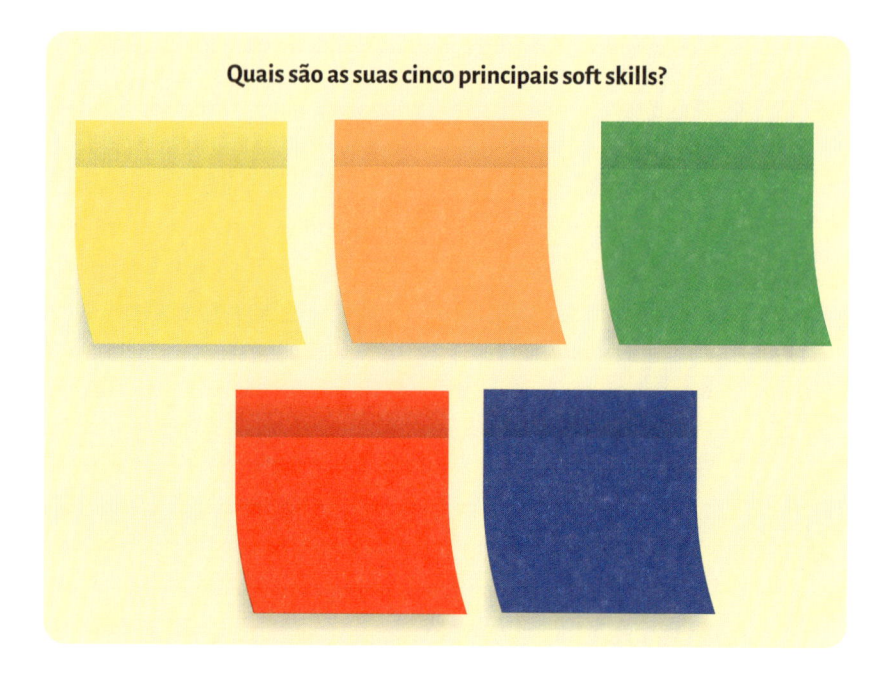

Quais são as suas cinco principais soft skills?

Conhecer as próprias soft skills auxilia no crescimento pessoal e profissional, pois propicia a tomada de decisões mais conscientes em relação à carreira, desenvolver relacionamentos interpessoais mais sólidos, liderar com eficácia e adaptar-se às demandas em constante mudança do mundo ao nosso redor. Esse processo de autoconhecimento nos ajuda a compreender nossas próprias habilidades e limitações, o que permite direcionar nossos esforços para áreas em que somos naturalmente fortes e identificar oportunidades de desenvolvimento pessoal. Deste modo, torna-se possível fazer escolhas mais conscientes em relação ao caminho profissional mais adequado e alinhar as aptidões naturais com as demandas e expectativas do mercado de trabalho no qual está inserido o profissional.

O desenvolvimento das soft skills está diretamente ligado ao lifelong learning. Existem inúmeros cursos, palestras e workshops das mais diversas áreas e níveis de formação, presenciais e a distância, que ajudam os profissionais a desenvolverem essas potencialidades e superarem suas limitações, por exemplo por meio da criação de um Plano de Desenvolvimento Individual (PDI), que vai traçar e identificar os passos e recursos necessários para amplificar essas habilidades. Profissionais de enfermagem do trabalho que buscam continuamente expandir seus conhecimentos e habilidades podem se qualificar para papéis de liderança, assumir responsabilidades mais amplas e contribuir para o avanço da profissão como um todo.

> (Geral)
> ## Brasil: quase 16 mil morreram em acidentes de trabalho em sete anos
> Levantamento é referente a trabalhadores com carteira assinada

Qual é a relevância de uma equipe multidisciplinar de SESMT na qual os profissionais da enfermagem do trabalho estão inseridos?

Basta fazer uma busca rápida para verificar os altos índices estatísticos epidemiológicos de doenças e acidentes de trabalho, afastamentos temporários e permanentes relacionados aos riscos ocupacionais e/ou às condutas inadequadas de empresas em relação à SST. Com esses dados observamos a importância dos profissionais dos SESMT, pois eles são capazes de revertê-los e mudar essa realidade com o apoio de suas respectivas gerências. Os profissionais da SST desempenham um papel fundamental para as empresas não só na promoção e proteção da saúde e segurança ocupacional, como também no cumprimento da legislação trabalhista, na diminuição de passivos trabalhistas, na redução de custos e no aumento da produtividade. Além disso, contribuem para a melhoria do clima organizacional e a implementação de uma cultura de saúde e segurança do trabalho.

SERVIÇOS ESPECIALIZADOS EM SEGURANÇA E EM MEDICINA DO TRABALHO (SESMT)

Como dito anteriormente, os SESMT estão previstos na NR-04 e em legislações trabalhistas pertinentes. A NR-04 define os requisitos mínimos para a constituição, a manutenção, a organização e o funcionamento dos SESMT, e tem como principal finalidade promover e proteger a saúde, segurança e integridade do trabalhador. Compostos por enfermeiro do trabalho e auxiliar ou técnico em enfermagem do trabalho e por médico do trabalho, engenheiro de segurança do trabalho e técnico de segurança do trabalho, conforme previsto no item 4.3.2 da NR-04, são os responsáveis pela orientação quanto ao cumprimento do disposto nas normas regulamentadoras aplicáveis às atividades executadas pela organização onde atuam.

Caracterização da equipe de SESMT

- **Médico do trabalho (MT):** médico portador de certificado de conclusão de curso de especialização em medicina do trabalho, em nível de pós-graduação, ou portador de certificado de residência médica em área de concentração em saúde do trabalhador, reconhecida pela Comissão Nacional de Residência Médica, do Ministério da Educação, ambos ministrados por universidade ou faculdade que mantenha curso de graduação em medicina. O médico do trabalho coordena a equipe médica, ações de medicina de saúde do trabalhador e o PCMSO, contribuindo para promover a saúde e prevenir doenças relacionadas ao trabalho, a fim de garantir um ambiente laboral seguro e saudável para os trabalhadores.

- **Engenheiro de segurança do trabalho (EST):** engenheiro ou arquiteto portador de certificado de conclusão de curso de especialização em engenharia e segurança do trabalho, em nível de pós-graduação. É o profissional responsável pela coordenação da equipe e das ações de segurança do trabalhador. Suas atividades envolvem desde a identificação e o controle de riscos até a capacitação dos trabalhadores e a investigação de acidentes, visando proteger o bem-estar dos trabalhadores e o sucesso sustentável das organizações.

- **Técnico de segurança do trabalho (TST):** portador de certificado de conclusão de curso de técnico em segurança do trabalho, integra a equipe de segurança do trabalhador, constituinte dos SESMT, colaborando com as ações de segurança do trabalho, em conjunto com o EST e outros profissionais da área da saúde e segurança do trabalho, para garantir uma abordagem integrada na promoção holística da saúde e segurança ocupacional.

O Anexo II da NR-04 apresenta o quadro de dimensionamento dos SESMT com a composição mínima da equipe, e dois parâmetros são levados em consideração para isso: o grau de risco, que é determinado conforme a Classificação Nacional de Atividades Econômicas (CNAE) estabelecida no Anexo I da norma; e pelo número de empregados. Todas as empresas, privadas ou públicas, da administração direta e indireta, bem como os órgãos dos poderes Legislativo e Judiciário e do Ministério Público que possuam empregados regidos pela Consolidação das Leis do Trabalho (CLT), devem constituir e manter os SESMT no local de trabalho quando se enquadrarem nesses dois parâmetros, conforme determina o item 4.2.1 da norma, com a composição mínima da equipe determinada pelo Anexo II. Caso a empresa apresente múltiplos CNAEs, o dimensionamento dos SESMT vincula-se ao número de empregados da organização e ao maior grau de risco entre a atividade econômica preponderante e aquela que ocupa o maior número de trabalhadores, nos termos dos Anexos I e II, observadas as exceções previstas pela norma (Brasil, 2022c).

A norma ainda determina as atribuições dos profissionais envolvidos e as responsabilidades do empregador em prover recursos necessários para o funcionamento adequado dos SESMT. Entre as atribuições da equipe SESMT, conforme o item 4.3.1 da norma (Brasil, 2022c):

- Realizar o inventário de riscos e do plano de ação com as medidas de prevenção, promoção e proteção à saúde do trabalhador; elaborar um plano de trabalho descrevendo ações de monitoramento, metas, indicadores e resultados de segurança e saúde no trabalho de acordo com a classificação de risco do Programa de Gerenciamento de Riscos (PGR) e na ordem de prioridade estabelecida na NR-01 – Disposições Gerais e Gerenciamento de Riscos Ocupacionais.

- Participar da elaboração e da implementação das ações de saúde do trabalhador determinadas no Programa de Controle Médico de Saúde Ocupacional (PCMSO), previsto na NR-07.

- Realizar o planejamento e a execução de ações de orientação, informação e conscientização dos trabalhadores para a prevenção de acidentes e doenças relacionadas ao trabalho, bem como propor ao empregador e aos empregados a interrupção imediata das atividades e a adoção de medidas corretivas e/ou de controle quando forem constatadas condições ou situações de trabalho que submetam os trabalhadores a risco grave de acidente e/ou doenças ocupacionais ou que estejam associadas a grave e iminente risco para a segurança ou a saúde dos trabalhadores.

- Contribuir com as ações da Comissão Interna de Prevenção de Acidentes e de Assédio (CIPA), quando existente na empresa, mantendo constante e permanente interação com ela, uma vez que os seus integrantes são aliados na prevenção, promoção e proteção da saúde e segurança do trabalhador. A comunicação eficaz deve ser frequente, assim como o compartilhamento de informações relevantes para a prevenção de acidentes e de doenças relacionadas ao trabalho.

- Conduzir ou acompanhar as investigações dos possíveis acidentes e das doenças relacionadas ao trabalho em conformidade com o previsto no PGR com intuito de melhoria contínua. Sabendo os fatores que levaram à ocorrência dos agravos, podem ser adotadas medidas corretivas para evitar novas ocorrências.

A equipe dos SESMT desempenha um papel de grande importância na promoção da saúde e segurança ocupacional nas empresas, conforme estabelecido pela NR-04 e outras legislações trabalhistas. É essencial que a equipe esteja ciente das suas responsabilidades e cumpra todas as exigências legais para garantir ambientes de trabalho seguros e saudáveis. Superar os desafios na implementação das medidas de prevenção requer o comprometimento de todos os envolvidos, desde os profissionais do SESMT até a alta administração da empresa. Investir na saúde e segurança ocupacional não apenas é uma obrigação legal, mas também contribui para o bem-estar e a produtividade dos trabalhadores e, consequentemente, o sucesso sustentável das organizações.

Exercício de dimensionamento

De acordo com os Anexos I e II da NR-04, indique o CNAE e o grau de risco e calcule o dimensionamento dos SESMT das seguintes atividades econômicas:

Dimensionamento 1

FABRICAÇÃO DE SUCOS DE FRUTAS, HORTALIÇAS E LEGUMES	
Total trabalhadores: 1.827	
CNAE:	**Grau de risco:**
Profissionais do SESMT:	**Número:**
Técnico de segurança do trabalho (TST)	
Engenheiro de segurança do trabalho (EST)	
Auxiliar e/ou técnico em enfermagem do trabalho (AET e TET)	
Enfermeiro do trabalho (ET)	
Médico do trabalho (MT)	

Dimensionamento 2

ABATE DE SUÍNOS, AVES E OUTROS PEQUENOS ANIMAIS	
Total trabalhadores: 3.827	
CNAE:	**Grau de risco:**
Profissionais do SESMT:	**Número:**
Técnico de segurança do trabalho (TST)	
Engenheiro de segurança do trabalho (EST)	
Auxiliar e/ou técnico em enfermagem do trabalho (AET e TET)	
Enfermeiro do trabalho (ET)	
Médico do trabalho (MT)	

Dimensionamento 3

SERVIÇOS MÓVEIS DE ATENDIMENTO A URGÊNCIAS	
Total trabalhadores: 4.511	
CNAE:	Grau de risco:
Profissionais do SESMT:	Número:
Técnico de segurança do trabalho (TST)	
Engenheiro de segurança do trabalho (EST)	
Auxiliar e/ou técnico em enfermagem do trabalho (AET e TET)	
Enfermeiro do trabalho (ET)	
Médico do trabalho (MT)	

Dimensionamento 4

ATIVIDADES DE ATENDIMENTO HOSPITALAR	
Total trabalhadores: 501	
CNAE:	Grau de risco:
Profissionais do SESMT:	Número:
Técnico de segurança do trabalho (TST)	
Engenheiro de segurança do trabalho (EST)	
Auxiliar e/ou técnico em enfermagem do trabalho (AET e TET)	
Enfermeiro do trabalho (ET)	
Médico do trabalho (MT)	

Dimensionamento 5

EDUCAÇÃO PROFISSIONAL DE NÍVEL TÉCNICO	
Total trabalhadores: 12.007	
CNAE:	**Grau de risco:**
Profissionais do SESMT:	**Número:**
Técnico de segurança do trabalho (TST)	
Engenheiro de segurança do trabalho (EST)	
Auxiliar e/ou técnico em enfermagem do trabalho (AET e TET)	
Enfermeiro do trabalho (ET)	
Médico do trabalho (MT)	

Dimensionamento 6

RELAÇÕES EXTERIORES	
Total trabalhadores: 13.687	
CNAE:	**Grau de risco:**
Profissionais do SESMT:	**Número:**
Técnico de segurança do trabalho (TST)	
Engenheiro de segurança do trabalho (EST)	
Auxiliar e/ou técnico em enfermagem do trabalho (AET e TET)	
Enfermeiro do trabalho (ET)	
Médico do trabalho (MT)	

Dimensionamento 7

EDIÇÃO DE JORNAIS	
Total trabalhadores: 11.258	
CNAE:	**Grau de risco:**
Profissionais do SESMT:	**Número:**
Técnico de segurança do trabalho (TST)	
Engenheiro de segurança do trabalho (EST)	
Auxiliar e/ou técnico em enfermagem do trabalho (AET e TET)	
Enfermeiro do trabalho (ET)	
Médico do trabalho (MT)	

Os SESMT previstos pelo Anexo II da NR-04 são ideais para atender a todas as demandas dos trabalhadores?

Se você respondeu que não, acertou! Quando usamos a soft skill de pensamento crítico, podemos analisar que tanto o número de profissionais quanto de especialidades previstas são insuficientes para garantir a saúde e segurança holística dos trabalhadores. Como pensar na saúde integral das pessoas sem ter psicólogos previstos na equipe? Esse é apenas um exemplo de profissional que deveria constar nos SESMT de todas as empresas que se preocupam de fato com a saúde e segurança dos trabalhadores e não estão meramente atendendo a uma norma.

SESMT ideais

Quando fazemos uma análise crítica de todas as necessidades e singularidades dos trabalhadores, podemos observar a insuficiência de profissionais previstos na NR-04, tanto pela proficiência quanto numericamente. Basta realizar o dimensionamento dos SESMT para constatar. O auxiliar de enfermagem no trabalho (AET) e o técnico em enfermagem no trabalho (TET) só começam a aparecer em empresas com gradação de risco 4 a partir de 501 trabalhadores. O enfermeiro do trabalho (ET), apenas em empresas com gradação de risco 4 a partir de 2.001 trabalhadores. É impossível realizar todas as ações previstas nessa profissão de maneira rica e completa tendo que gerenciar essa quantidade de vidas. Essa análise quantitativa e qualitativa vale para os demais trabalhadores previstos nesse anexo, além daqueles que sequer fazem parte da previsão mínima estabelecida pela NR-04.

Muitas empresas já compreenderam a insuficiência desse mínimo determinado pela norma e valorizam a importância de cuidar holisticamente dos trabalhadores, tendo aumentado a quantidade de profissionais e de especialidades no seu cuidado, incluindo fisioterapeutas, ergonomistas, nutricionistas, psicólogos, dentistas, educadores físicos, fonoaudiólogos, médicos da família, ginecologistas, urologistas, entre outros. O maior bem que as empresas têm são as pessoas que nelas trabalham, pois são elas que produzem, atendem, criam, fidelizam clientes, ou seja, sem o capital humano não há lucratividade nem atividade econômica.

A análise dos números de acidentes e doenças relacionadas ao trabalho e os custos relacionados a eles por si só ratificam a importância de se investir cada vez mais em SST para reverter esses dados, e isso perpassa a implementação de um SESMT ideal, que vá além das normas e inclua uma equipe multi e interdisciplinar. O SESMT ideal atende às demandas dos empregados, dos empregadores, do Governo e da sociedade. Cada empresa tem seu público-alvo, suas particularidades e singularidades, e o que é ideal para um não obrigatoriamente é ideal para o outro, por isso a importância de se conhecer as características dos trabalhadores, a política da empresa, as demandas da sociedade, tudo isso em consonância com as leis, normas e diretrizes, afinal, o fazer profissional é pautado em legislações sólidas.

São vários os desafios para se conseguir a implementação do SESMT ideal, como a falta de uma cultura de Saúde e Segurança do Trabalhado na empresa, a falta de investimento de recursos financeiros, a resistência dos trabalhadores à mudança, a complexidade das legislações e a falta de conscientização por parte da gestão sobre a importância da saúde e segurança ocupacional. Assim, precisamos de profissionais de enfermagem do trabalho cada vez mais preparados, que possuam tanto as hard skills quanto as soft skills, pois a união dessas habilidades é necessária para aceitar o desafio de vencer barreiras, que são graduais e exigem o esforço conjunto de equipe, gestão e trabalhadores cientes das suas responsabilidades e comprometidos com a transformação.

Vamos dimensionar os SESMT com um olhar holístico?

Imagine o frigorífico Antoners, reconhecido pelo público como líder no mercado nacional, com mais de cinco décadas de atuação, elevado grau de qualidade e respeito aos processos que envolvem o atendimento ao consumidor e altos índices de satisfação. Após ação de auditores fiscais do trabalho (AFT) por conta de denúncias e processos trabalhistas, constatou-se que os 2.705 profissionais da linha de produção, abatedores (CBO: 8485-05) que atuam no frigorífico de abate de reses, com CNAE principal 10.11-2, encontram-se em condição análoga à escravidão. São subcontratados sem Carteira de Trabalho e Previdência Social (CTPS) assinada, trabalham mais de doze horas por dia em local sem condições de higiene adequada, com apenas vinte banheiros, dividindo o espaço com artrópodes diversos, sem local para alimentação (o que os obriga a comer nos corredores ou no gramado no entorno da fábrica). As instalações elétricas são irregulares, com fios expostos e desencapados, sem aterramento, com risco de incêndio. A circulação de ar é inapropriada e a temperatura sempre fica em torno de 16 °C, desencadeando rinites, pneumonias e vários outros problemas respiratórios, além de baixa imunidade. Um dos trabalhadores, em depoimento ao AFT, relatou inúmeros casos de acidentes de trabalho, quase diários, dos mais simples, como cortes com facão, até queimaduras diversas, quedas com fraturas, entorses e luxações, cortes de membros superiores e avulsões; eram tantos que até perdeu a conta. Os índices de absenteísmo eram altíssimos devido às doenças ocupacionais, tanto musculoesqueléticas como transtornos mentais relacionados ao trabalho. Devido a fiscalização, multas e indenizações trabalhistas, o frigorífico Antoners firmou um Termo de Ajuste de Conduta (TAC), comprometendo-se a melhorar com afinco as condições de saúde e segurança dos seus trabalhadores, assinar a CTPS de todos, formar um SESMT ideal, além do que determina a NR-04, para realizar gerenciamento de risco e campanhas de promoção da saúde e segurança do trabalhador baseadas nos índices de absenteísmo e no levantamento epidemiológico estatístico da empresa (que começará a ser realizado).

- Como será dimensionada a equipe do SESMT do frigorífico Antoners de acordo com a NR-04?

- Qual seria o SESMT ideal para o frigorífico Antoners, levando em consideração o público-alvo, a característica do trabalho, os índices de absenteísmo, o perfil epidemiológico e as necessidades holísticas dos trabalhadores, que são seres biopsicosocioespirituais?

- Qual o perfil do profissional de enfermagem do trabalho para assumir esse desafio de iniciar as ações de SST no frigorífico Antoners?

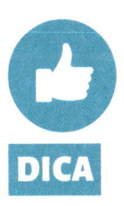

DICA

A Fundação Jorge Duprat Figueiredo, de Segurança e Medicina do Trabalho (Fundacentro) é uma excelente aliada. Criada em 1966, tem o objetivo de promover estudos e avaliações do problema e apontar soluções que possam mitigar os altos índices de acidentes e doenças do trabalho. Desde 2 de agosto de 2021, a Fundacentro faz parte da estrutura organizacional do Ministério do Trabalho e Previdência, conforme o Decreto nº 10.761, fortalecendo seu papel na formação e no aperfeiçoamento dos profissionais e SST. Oferece cursos presenciais e on-line (muitos desses gratuitos), biblioteca física e virtual, promoção de eventos para a área, entre outros. É um importante meio de aprendizado e contribui para a abertura de portas, o avanço na carreira e oportunidades de especialização.

DESAFIO

Liste cinco cursos que você pretende fazer para o seu desenvolvimento profissional:

CURSO	OBJETIVO	INSTITUIÇÃO	DATA DE INÍCIO	DURAÇÃO

INSIGHT PREVENCIONISTA

Como vimos nesse capítulo, a enfermagem (incluindo o cuidado com a saúde do trabalhador) é a protagonista da ciência do cuidar, sempre em conjunto com uma equipe multidisciplinar e interdisciplinar e o apoio de lideranças para promover e implementar as ações de SST. O exercício legal do profissional da enfermagem do trabalho é regulamentado por leis, decretos e normas regulamentadoras, e sua prática deve sempre estar em consonância com o Código de Ética dos Profissionais de Enfermagem, essencial para assegurar uma assistência segura e de qualidade. É imprescindível que os profissionais conheçam e utilizem esses instrumentos que normatizam a profissão, além de investirem em educação e desenvolvimento contínuo de conhecimentos, habilidades e atitudes, fortalecendo assim a enfermagem do trabalho no seu local de pertencimento. Vamos assumir essa responsabilidade, afinal, somos agentes de mudança!

Capítulo 2
Saúde e segurança do trabalhador

O que é bem-estar? Saiba a importância de ter saúde física e mental hoje

Se você acha que ter saúde se resume ao fato de não estar fisicamente doente, está enganado. Saúde é o bem-estar completo, ou seja, biopsicosocioespiritual. O próprio conceito de saúde da Organização Mundial da Saúde (OMS) diz que temos que estar bem integralmente, uma vez que saúde é o bem-estar físico, mental e social, e não meramente a ausência de doenças ou enfermidades, ou seja, para que a guerra do processo saúde-doença seja vencida, perpassamos por muitas vertentes.

CONTEXTO HISTÓRICO DA SAÚDE DO TRABALHADOR E SEUS ÂMBITOS SOCIAIS

Conforme a etimologia da palavra, "trabalho" vem do latim *tripalium*, palavra utilizada para representar um instrumento de tortura "feito de três paus aguçados, algumas vezes ainda munidos de pontas de ferro, nas quais agricultores bateriam o trigo, as espigas de milho, o linho, para rasgá-los e esfiapá-los" (Albornoz, 1994). A origem dessa palavra deixa qualquer um assustado, não é mesmo? Mas calma, o trabalho vai muito além disso.

De maneira simples, podemos defini-lo como uma série de ações para atingir determinado objetivo, transformar ou produzir algo.

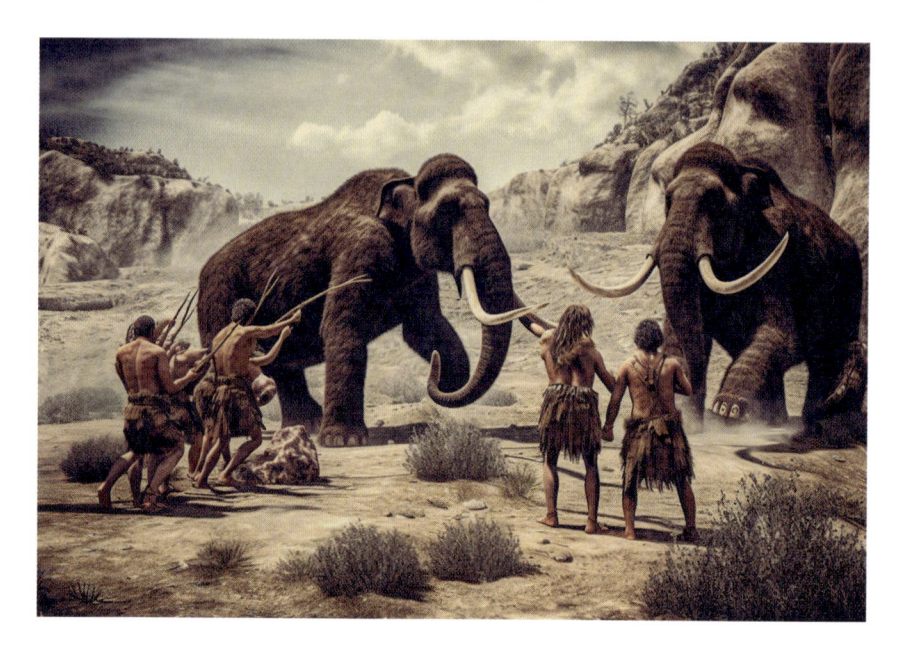

Na Pré-História, o trabalho consistia em caçar, plantar, pescar e produzir ferramentas para suprir as necessidades dos povos nômades, cujas atividades laborais eram organizadas coletivamente entre homens, mulheres e crianças e envolviam um forte senso de comunidade e espírito de sobrevivência. Todos contribuíam para as atividades de subsistência, cada um executando tarefas baseadas em suas habilidades individuais e nas necessidades sazonais. Acreditava-se que para exercer tais atividades seria necessária somente a força motriz humana; hoje sabemos que já naquela época utilizava-se de inteligências múltiplas, como matemática, física, química, sociologia, ergonomia e até psicologia, mesmo que de maneira empírica e rudimentar.

Durante o feudalismo, na Idade Média, com a hierarquização do trabalho e das classes sociais, tornou-se evidente a organização da sociedade e o senso de poder político, social e econômico. Nesse período, a nobreza e os senhores feudais, donos das terras onde trabalhavam os camponeses – pessoas pobres que não possuíam terras –, detinham grande prestígio.

Os camponeses cumpriam uma série de obrigações impostas pelos senhores feudais, pagavam impostos e cediam parte de sua produção à nobreza. Assim, estabeleceu-se uma das primeiras relações de trabalho formais, baseada no escambo, em que o trabalhador deixou de ser o detentor absoluto dos frutos de sua força de trabalho.

Devido ao fim da Idade Média, ao crescimento da população e, consequentemente, ao aumento do consumo, o escambo se tornou insuficiente e o feudalismo sucumbiu, surgindo assim a burguesia, uma nova classe social composta por banqueiros, comerciantes, mercadores e artesãos. Com isso, a produção aumentou e surgiu uma moeda de troca, trazendo consigo o capitalismo mercantil.

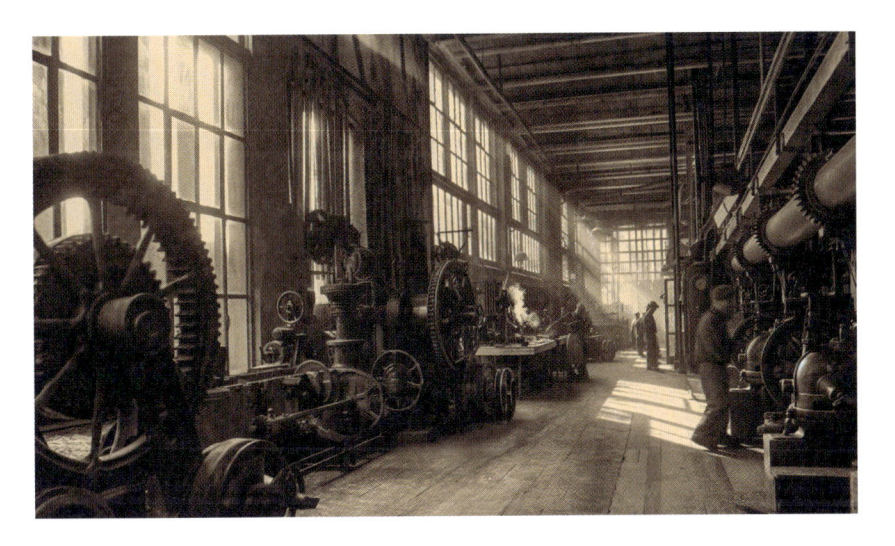

Operários trabalhando com máquinas a vapor na Revolução Industrial.

O período da Revolução Industrial, que teve início na Inglaterra em meados do século XVIII, consistiu em um conjunto de evoluções tecnológicas com profundo impacto no processo produtivo em nível econômico e social, abrangendo grandes mudanças. A partir daí, o trabalho de manufatura, que tinha mestres-artesãos como detentores da propriedade e dos meios de produção, transformou os demais artesãos em trabalhadores assalariados e, a partir do século XIX, este novo modelo de trabalho expandiu-se pelo mundo.

Com o aumento da demanda e a evolução tecnológica, esse trabalho manufaturado foi se transformando em maquinofatura, em que cada trabalhador executava apenas uma parte do processo de produção em uma linha de montagem, tornando-se especialista em uma única atividade; foi então que surgiram os primeiros relatos de trabalho repetitivo e monótono. Cabia aos burgueses o controle global do processo, de modo que obtiveram o acúmulo de riquezas decorrentes da exploração da mão de obra dos operários, que produziam as mercadorias e recebiam em troca um pagamento irrisório, sem tempo para um descanso de qualidade ou alimentação, além de terem perdido para os burgueses a posse da matéria-prima, do produto final e do lucro.

A crescente industrialização aumentou a necessidade de postos de trabalho na cidade, provocando a saída das famílias das zonas rurais para as urbanas (êxodo rural) e a imigração italiana, que trouxe consigo o aumento da mão de obra não especializada, incluindo mulheres e crianças. Essa primeira geração de operários era formada por ex-camponeses que o progresso técnico expulsara dos campos para procurar emprego nas cidades, imigrantes europeus e ex-artesãos arruinados pela concorrência das manufaturas e, mais tarde, das fábricas. Isso provocou um crescimento populacional desordenado. Londres, por exemplo, passou de aproximadamente 800 mil habitantes em 1780 para mais de 5 milhões em 1880. O crescimento populacional afetou as condições de vida não apenas dos londrinos, mas da população dos países industriais em geral, acarretando problemas de saneamento básico e moradia que afetaram a saúde de uma população que já trabalhava em excesso, em condições insalubres e perigosas e que, após essa jornada, não tinha transporte de qualidade, moradia e/ou alimentação decente. Muitos trabalhadores moravam em cortiços, onde a família se revezava em um único dormitório na utilização das poucas camas, e trabalhavam em jornadas de trabalho elevadas, que chegavam a até oitenta horas por semana, com controle severo de produção e salário medíocre.

Dada essa série de transformações, além de a forma de trabalho se modificar, mudaram também os cuidados com a saúde das pessoas que exerciam tais atividades. Apesar de existirem relatos e evidências sobre a atenção com a saúde dos trabalhadores anteriormente, foi durante a Revolução Industrial que esses cuidados se intensificaram e foram formalizados. Foi nesse período que a medicina ocupacional surgiu enquanto especialidade médica, mesmo que naquela época fosse apenas uma forma de respaldar os burgueses, uma vez que as fábricas eram ambientes insalubres, sem qualquer tipo de cuidado com a saúde e segurança coletiva e individual dos trabalhadores. Era comum encontrar maquinários rudimentares sem proteção, ferramentas danificadas, iluminação e ventilação inadequadas, exploração da força de trabalho, além de não existir nenhuma regulamentação do trabalho das mulheres e crianças. Esse serviço de medicina ocupacional era dirigido por pessoas de inteira confiança do empresário e que se dispunham a defendê-lo, e era centrado na figura do médico, que seria totalmente responsável pela prevenção dos danos à saúde resultantes dos riscos do trabalho.

Rapidamente, esse modelo se espalhou para outros países, porém logo se mostrou insuficiente, pois centralizar as ações de saúde em um único profissional é uma tarefa impossível, ainda mais quando além de ter de lidar com situações envolvendo o risco ocupacional, ele tinha que atender também à demanda comunitária em serviços de saúde pública.

Em 1953, os membros da Organização Internacional do Trabalho (OIT) se reuniram na Conferência Internacional do Trabalho e criaram a Recomendação 97, sobre a proteção da saúde dos trabalhadores, que determinou a formação de médicos do trabalho qualificados. No ano seguinte, um grupo de especialistas se reuniu para elaborar as diretrizes gerais da organização dos Serviços Médicos do Trabalho. Na Conferência Internacional do Trabalho de 1958, a denominação Serviços Médicos do Trabalho foi substituída por Serviços de Medicina do Trabalho, por meio da Recomendação 112. Além da mudança de nome, foram estabelecidas novas diretrizes para esses serviços, como: assegurar a proteção dos trabalhadores contra todos os riscos que possam prejudicar sua saúde; realizar ações para contribuir com a adaptação física e mental dos trabalhadores; adequar as pessoas nos postos de trabalho conforme suas aptidões físicas, não levando somente em conta a sua aptidão profissional; e ajudar na manutenção do bem-estar físico e mental dos trabalhadores.

Com o avanço dos estudos em saúde pública, o uso do termo "serviços de medicina do trabalho" se tornou insuficiente, uma vez que era necessário incluir mais profissionais para o atendimento integral da saúde do trabalhador. Esse cuidado passou então a se chamar "saúde ocupacional", termo que traz consigo a ênfase na higiene "industrial", visando diminuir passivos trabalhistas, indenizações, seguros, incapacidades geradas por doenças e/ou acidentes de trabalho, de modo a reduzir absenteísmos, aposentadorias por invalidez, a insatisfação e o questionamento dos trabalhadores, e, consequentemente, aumentar a produtividade e a lucratividade dos empregadores. Ou seja, quando essas práticas são aplicadas corretamente, todos ganham, empregadores, empregados, sociedade e governos.

Atualmente alguns autores e especialistas da área defendem o uso do termo "saúde do trabalhador" em vez de "saúde ocupacional", uma vez que o foco dos cuidados deve ser o trabalhador e não a ocupação. Parece algo aleatório, mas quando refletimos sobre o assunto e nos apropriamos das demandas das pessoas, percebemos ser relevante. Precisamos lembrar sempre que o cuidado principal deve ser com o ser humano biopsicossocioespiritual, pois uma pessoa não é definida apenas por sua ocupação, visto que um trabalhador tem múltiplas demandas. Afinal, quanto vale uma vida? Pergunta difícil, não é mesmo? A vida não tem preço, é o bem mais valioso que temos.

Quadro 2.1 – Evolução dos termos de serviços de medicina do trabalho

Medicina do trabalho	Saúde ocupacional	Saúde do trabalhador
· Tinha como foco minimizar acidentes e doenças de trabalho devido ao aumento do número de indenizações e ao alto custo dos seguros pagos pelos empregadores. · Visava diminuir o absenteísmo a fim de manter a mão de obra da classe trabalhadora atendendo às demandas de produção.	· Surgiu devido à impotência da medicina em intervir nos problemas de saúde causados pelos processos de produção. · Envolvia a participação de outros profissionais, que formavam uma equipe multi e interdisciplinar para atender holisticamente às necessidades de saúde do trabalhador.	· Devido à deficiência da expressão "saúde ocupacional", surgiu o termo "saúde do trabalhador", afinal, o foco principal do cuidado e das ações de saúde e segurança deve ser as pessoas.

Pioneiros da saúde do trabalhador

Figura 2.1 – Pioneiros no cuidado com a saúde do trabalhador

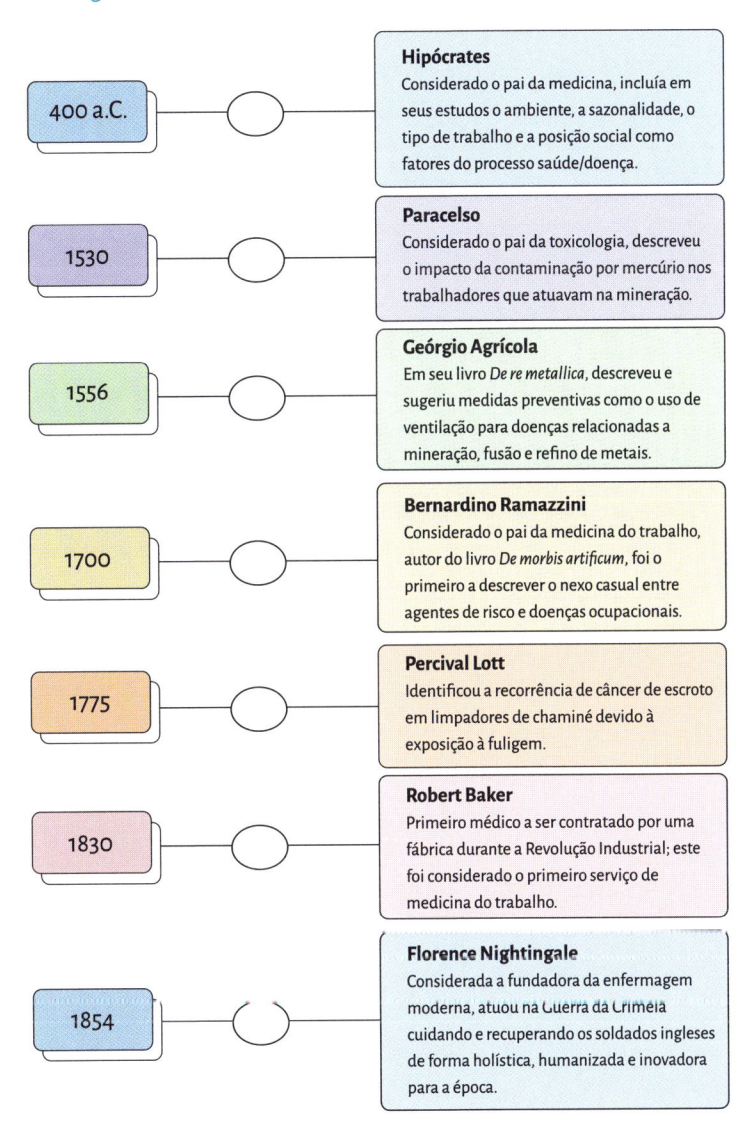

400 a.C. — Hipócrates
Considerado o pai da medicina, incluía em seus estudos o ambiente, a sazonalidade, o tipo de trabalho e a posição social como fatores do processo saúde/doença.

1530 — Paracelso
Considerado o pai da toxicologia, descreveu o impacto da contaminação por mercúrio nos trabalhadores que atuavam na mineração.

1556 — Geórgio Agrícola
Em seu livro *De re metallica*, descreveu e sugeriu medidas preventivas como o uso de ventilação para doenças relacionadas a mineração, fusão e refino de metais.

1700 — Bernardino Ramazzini
Considerado o pai da medicina do trabalho, autor do livro *De morbis artificum*, foi o primeiro a descrever o nexo casual entre agentes de risco e doenças ocupacionais.

1775 — Percival Lott
Identificou a recorrência de câncer de escroto em limpadores de chaminé devido à exposição à fuligem.

1830 — Robert Baker
Primeiro médico a ser contratado por uma fábrica durante a Revolução Industrial; este foi considerado o primeiro serviço de medicina do trabalho.

1854 — Florence Nightingale
Considerada a fundadora da enfermagem moderna, atuou na Guerra da Crimeia cuidando e recuperando os soldados ingleses de forma holística, humanizada e inovadora para a época.

Esses são alguns nomes de pioneiros no cuidado com a saúde do trabalhador, e como este é um livro sobre enfermagem do trabalho, vale destacar Florence Nightingale, conhecida como a mãe da enfermagem. Muitos não associam seu nome com a saúde dos trabalhadores, mas durante sua atuação na Guerra da Crimeia, em 1854, seu público-alvo eram soldados, ou seja, trabalhadores. Na ocasião, ela liderou um grupo de 38 enfermeiras, desenvolveu e aplicou conhecimentos relacionados a meio ambiente, controle de infecção, nutrição, apoio psicológico, cuidados na recuperação de ferimentos e doenças e ventilação adequada, ajudando a criar um ambiente mais salubre, propício para a recuperação e reabilitação dessas pessoas. Em consequência, a taxa de mortalidade caiu drasticamente no período em que ela atuou na guerra.

TRABALHADORES E SEUS DIREITOS

Pelas imagens e relatos apresentados neste capítulo, podemos imaginar o quanto era difícil a vida dos trabalhadores ao longo da evolução do trabalho. Podemos afirmar, atualmente, que essa situação mudou? Estamos longe da situação ideal e ainda temos muito a caminhar para que todos possam ter um trabalho sem a exploração de sua mão de obra e saúde física e mental, mas é inegável que atualmente temos uma série de leis, recomendações, decretos e normas regulamentadoras que respaldam os trabalhadores.

Com tantas transformações e mudanças nas relações de trabalho e condições de vida, ao longo dos anos, os trabalhadores foram cada vez mais se conscientizando e se organizando para reivindicar seus direitos. Surgiram, então, os primeiros movimentos trabalhistas com o intuito de pressionar os empregadores para que fossem feitas melhorias nos salários e nas condições de vida e de trabalho. Em paralelo, a ciência por trás da saúde e segurança do trabalhador foi se tornando cada vez mais técnica e específica, com o reconhecimento de novos agentes de riscos, o estabelecimento de nexos causais, o desenvolvimento de medidas de proteção, a promoção e prevenção de SST. Foram desenvolvidos decretos, leis, normas regulamentadoras e políticas públicas relacionadas ao trabalho, de cumprimento obrigatório, com o objetivo de suprir a desigualdade das relações trabalhistas entre empregados e empregadores e tornar o trabalho mais seguro e saudável, aumentando a qualidade de vida do trabalhador.

Organização Internacional do Trabalho (OIT)

Em 1919, os trabalhadores de todo o mundo ganharam um importante aliado: a Organização Internacional do Trabalho (OIT), que apresenta sua sede principal em Genebra, na Suíça. Nascida como parte do Tratado de Versalhes, que pôs fim à Primeira Guerra Mundial, tem o objetivo de promover a justiça social e o trabalho decente, sendo a única agência das Nações Unidas que possui estrutura tripartite, em que representantes de governos, organizações de empregadores e trabalhadores de 187 Estados-membros integram diversas instâncias da organização de maneira igualitária.

O Brasil é um dos seus membros fundadores e participou da Conferência Internacional do Trabalho realizada em 1919, onde foram adotadas seis convenções:

1. Limitação da jornada de trabalho a 8 horas diárias e 48 horas semanais.
2. Designação da idade mínima de 14 anos para o trabalho na indústria.
3. Proibição do trabalho noturno de menores de 18 anos.
4. Regulamentação do trabalho noturno para mulheres na indústria, com proibição do trabalho entre 22 horas de um dia e 5 horas do dia seguinte.
5. Cuidado com a maternidade durante a gravidez e o puerpério.
6. Criação de sistemas para prevenir e aliviar o desemprego.

Desde a década de 1950, a OIT possui uma sede no Brasil. A atuação por aqui se caracteriza pelo apoio ao esforço nacional de promoção do trabalho decente, envolvendo temas como o combate ao trabalho forçado, ao trabalho infantil e ao tráfico de pessoas, a promoção do trabalho decente para jovens e imigrantes e a igualdade de oportunidades e tratamento, entre outros. Concomitantemente, a OIT tratava de ações de promoção permanente das normas internacionais do trabalho, do emprego, das melhorias nas condições de trabalho e da ampliação da proteção social.

Em 2003, foi assinado pelo então presidente do Brasil Luiz Inácio Lula da Silva e pelo diretor-geral da OIT à época, Juan Somavia, o Memorando de Entendimento, que deu origem à Agenda Nacional de Trabalho Decente (ANTD), lançada em maio de 2006. Ela apresenta três diretrizes:

1. Geração de mais e melhores empregos, com igualdade de oportunidades e de tratamento.

2. Erradicação dos trabalhos escravo e infantil, em especial em suas piores formas.

3. Fortalecimento dos atores tripartites e do diálogo social como um instrumento de governabilidade democrática.

O Brasil se consolidou como um dos pioneiros entre os países integrantes da OIT no estabelecimento de agendas subnacionais de trabalho decente, havendo lançado a sua primeira agenda pelo estado da Bahia em 2027. Em 2010, o país lançou mais um instrumento para operacionalizar a ANTD, o Plano Nacional de Emprego e Trabalho Decente, com indicadores importantes para verificar o progresso das políticas. Em 2011, foi lançada a Agenda Nacional de Trabalho Decente para a Juventude, com questões específicas do trabalho para jovens. Nesse mesmo ano, o Brasil iniciou a preparação da sua I Conferência Nacional de Emprego e Trabalho Decente, que aconteceu em 2012. Em 2014, a OIT lançou um sistema inédito de indicadores municipais que demonstram a enorme diversidade de oportunidades e desafios para a promoção do trabalho decente em todo o país, realçando a importância da evolução de políticas públicas direcionadas às especificidades territoriais.

Desde a sua criação, os membros tripartites da OIT aprovaram 189 convenções internacionais e 205 recomendações com temas diversos relacionados a proteção social, emprego, saúde e segurança no trabalho, recursos humanos, entre outros. A OIT foi responsável por criar a Comissão de Peritos, composta por juristas independentes que supervisam a aplicação das normas por meio do exame dos relatórios enviados pelos governos sobre a aplicação de convenções ratificadas por seus países (as "memórias"). Anualmente, a Comissão elabora seu próprio relatório e apresenta à Conferência; esses dados são debatidos e analisados nessas reuniões e os avanços são compilados e transformam-se em documentos chamados de convenções.

No Brasil, atualmente a OIT realiza um trabalho contínuo na promoção do desenvolvimento sustentável, auxiliando os ministérios na criação e implementação de políticas de proteção de recursos e de fontes sustentáveis de emprego e renda para a população.

SAIBA MAIS

Para saber mais sobre a OIT, acesse o site da organização. Disponível em: https://linktr.ee/oitbrasil. Acesso em: 30 mar. 2024.

Consolidação das Leis do Trabalho (CLT)

Atualmente octogenária, a Consolidação das Leis de Trabalho (CLT), aprovada pelo Decreto-Lei nº 5.452, de 1º de maio de 1943, é tida como o marco legislativo trabalhista brasileiro a regular o conflito capital-trabalho que se instaurou no Brasil mais ativamente após a abolição da escravatura, aprovada no dia 13 de maio de 1888 com a assinatura da regente do Brasil, na época, a princesa Isabel. Com isso, houve uma crescente utilização de mão de obra livre e assalariada. Os primeiros conflitos trabalhistas começaram a ocorrer, e o movimento dos operários ganhava cada vez mais força, conseguindo, ao longo do tempo, a aprovação de diversas leis trabalhistas para proteger os trabalhadores, até que em 1943 o então presidente Getúlio Dornelles Vargas assinou a CLT, que consolidou as outras normas e leis trabalhistas da época. Além de trazer novas diretrizes com o intuito de minimizar as práticas abusivas nas relações de trabalho, a CLT diminuiu o conflito de empregador-empregados e atraiu mão de obra para suprir as demandas das indústrias da época.

A CLT é uma das leis mais conhecidas e longevas do Brasil. Ela se mantém em posição de destaque no cenário jurídico como um dos instrumentos de inclusão econômico-social dos trabalhadores na história brasileira e tem resistido ao tempo, adaptando-se às mudanças nas relações de trabalho e às novas tecnologias em nosso país. É a garantia de uma série de direitos para os trabalhadores, como a jornada diária máxima de oito horas, o descanso semanal remunerado, as férias remuneradas, o pagamento de hora extra, a atuação em ambiente salubre, o aviso prévio, as licenças maternidade e paternidade, o 13º salário, o Fundo de Garantia do Tempo de Serviço (FGTS), a proteção contra demissão sem justa causa e o seguro-desemprego. Muitos desses itens passaram por reformas, tendo sido incluídos ao longo dos anos, além de serem complementados por várias outras normas, decretos e leis.

O Capítulo V da CLT foi alterado pela Lei nº 6.514, de 22 de dezembro de 1977, que agregou a ele uma série de artigos relativos à segurança e à medicina do trabalho, com obrigações que devem ser seguidas pelos empregados e empregadores a fim de proteger a saúde e a integridade física e psicológica dos empregados, garantindo assim a diminuição de ocorrências indesejadas, acidentes e doenças relacionadas ao trabalho. Essas normas presentes na CLT serviram de base para a elaboração e aprovação das Normas Regulamentadoras de 1978, que trouxeram disposições e diretrizes mais detalhadas a respeito da saúde e segurança do trabalhador.

A Constituição Federal de 1988 reafirmou diversos itens das proteções trabalhistas inscritas na CLT, as quais, a partir de então, ganharam a classificação de direitos sociais, tornando-se mandamentos constitucionais de proteção ao trabalho humano. Esse marco na história político-jurídica do Brasil serve como guia para uma leitura sempre atualizada da CLT, normas e leis correlatas, pois traz centralidade à pessoa humana e ao direito fundamental ao trabalho digno.

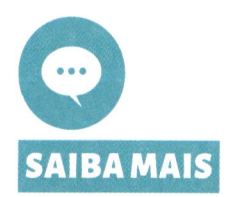

SAIBA MAIS

Para saber mais sobre a CLT, acesse o site: https://www2.senado.leg.br/bdsf/bitstream/handle/id/580894/CLT_3ed.pdf?sequence=1&isAllowed=y. Acesso em: 9 out. 2024.

A Reforma Trabalhista, em vigor desde 2017, regulamentada pela Lei nº 13.467, foi a lei que mais impactou as relações empregado-empregador desde a criação da CLT. Ela surgiu com intuito de flexibilizar e simplificar as relações entre trabalhadores e empregadores, além de alterar algumas das regras relativas à remuneração, ao plano de carreira e à jornada de trabalho, entre outras, num movimento popularmente chamado de "uberização do trabalho". O intuito principal da Reforma Trabalhista foi aumentar a geração de empregos, mas há alguns pontos de destaque, como:

- Exclusão da obrigatoriedade do pagamento da contribuição sindical equivalente a um dia de trabalho.

- Fracionamento das férias em até três vezes, em vez de trinta dias corridos por ano.

- Grávidas e lactantes só poderão executar suas atividades laborais em locais com insalubridade de grau médio ou mínimo, conforme classificação da NR-15 – Atividades e Operações Insalubres. Mesmo que a trabalhadora aceite por vontade própria continuar exercendo sua atividade laboral, deve apresentar um laudo médico com a autorização.

- Os acertos entre empregado e empregador não são vetados pela lei, respeitados os direitos essenciais como férias e 13º salário, ou seja, acordos coletivos passam a prevalecer sobre a legislação.

- Alteração no limite da jornada de trabalho: em vez de 8 horas diárias e 44 horas semanais, a partir da reforma, podem ser acordadas 12 horas de trabalho e 36 horas de descanso, respeitadas as 220 horas mensais.

- Possibilidade de realização de trabalho intermitente, com direito a FGTS, contribuição previdenciária, férias e 13º salário proporcionais, contanto que o salário não seja inferior ao mínimo nem aos vencimentos de profissionais com a mesma função na empresa.

PARA REFLETIR

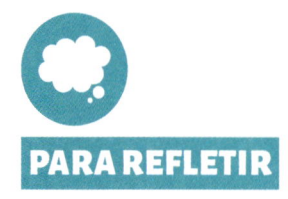

Assista ao documentário *GIG – A uberização do trabalho*, da *Repórter Brasil*. Disponível em: https://www.youtube.com/watch?v=cMPnAfrMLCk. Acesso em: 10 out. 2024.

Normas regulamentadoras

As normas regulamentadoras (NRs) surgiram a partir da Lei nº 6.514, de 22 de dezembro de 1977, que estabeleceu a redação dos artigos 154 a 201 da CLT, relativos a segurança e medicina do trabalho. O artigo 200 designa ao Ministério do Trabalho a função de criar as disposições complementares às normas relativas à SST, e a partir dessas disposições da CLT, em 1978, as NRs foram publicadas na Portaria nº 3.214 do Ministério do Trabalho, que dispõe sobre a aprovação das NRs, do Capítulo V, Título II da Consolidação das Leis do Trabalho.

As normas regulamentadoras surgiram da necessidade de complementar, descrever e detalhar as ações de SST contempladas na CLT, porém de uma maneira resumida. Assim, determinaram-se as diretrizes mínimas que devem ser atendidas pelos empregadores e empregados para manter um ambiente de trabalho salubre, seguro e saudável e diminuir, consequentemente, o número de acidentes e doenças relacionados ao trabalho, criando uma cultura de saúde e segurança no trabalho.

No início, a Portaria nº 3.214 aprovou 28 normas regulamentadoras, que foram se modificando e modernizando ao longo das décadas para melhor atender às necessidades de saúde e segurança do trabalhador. Além dessas, novas foram criadas, e atualmente temos 38 normas regulamentadoras, sendo que duas delas se encontram revogadas (NR-02 – Inspeção Prévia e NR-27 – Registro Profissional do Técnico de Segurança do Trabalho).

Qualquer alteração ou inclusão de uma nova norma regulamentadora será discutida pela Comissão Tripartite Paritária Permanente (CTPP), formada por representantes dos trabalhadores, do Governo e das empresas. Essa comissão foi prevista pela primeira vez na Portaria nº 1.127 de outubro de 2003 e é atualmente regida pelo Decreto nº 11.496, de 19 de abril de 2023. Ela é definida como um fórum oficial do Governo Federal, responsável por discutir temas referentes à segurança e à saúde no trabalho, principalmente as NRs, visando melhorar as condições e o meio ambiente do trabalho, além de estimular e manter o diálogo social entre trabalhadores, Governo e empresas. A paridade prevista pelo decreto é de extrema importância para que as discussões e proposições de soluções para questões relacionadas ao mercado e às condições de trabalho não favoreçam nenhum lado em particular. Todos têm equidade nesse momento, o que ratifica a importância da comissão para a promoção de diálogo e negociação entre as partes interessadas, bem como sua contribuição direta para a melhoria das relações trabalhistas e para o desenvolvimento econômico do Brasil.

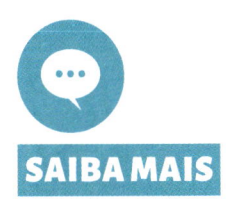

SAIBA MAIS

Saiba mais sobre cada uma das normas regulamentadoras vigentes no site https://www.gov.br/trabalho-e-emprego/pt-br/acesso-a-informacao/participacao-social/conselhos-e-orgaos-colegiados/comissao-tripartite-partitaria-permanente/normas-regulamentadora/normas-regulamentadoras-vigentes. Acesso em: 31 mar. 2024.

Constituição da República Federativa do Brasil

Dois anos após a Ditadura Militar, em 1987 foi convocada a Assembleia Nacional Constituinte, também conhecida como Assembleia Nacional Constituinte de 1987-1988, instalada no Congresso Nacional em Brasília. Essa assembleia foi resultado da Emenda Constitucional nº 26, de 1985, composta por representantes eleitos democraticamente, e tinha como objetivo principal elaborar uma nova constituição que refletisse os anseios da sociedade brasileira por uma ordem democrática, justa e inclusiva, uma vez que o processo de redemocratização estava evoluindo e ganhando força após décadas sob o regime militar, caracterizado por uma série de restrições às liberdades individuais, censuras, perseguições políticas e violações visíveis dos direitos humanos. Em 5 de outubro de 1988, conhecido como o Dia da Promulgação da Constituição Federal de 1988, nasceu a Constituição da República Federativa do Brasil.

A Constituição Federal, que também é conhecida como a "Constituição Cidadã", foi um marco na história do Brasil, moldando o cenário político, social e jurídico do país. Ela trouxe importantes mudanças e avanços para a sociedade brasileira em diversos âmbitos, inclusive nas relações de trabalho. Entre esses avanços, destacam-se:

- **Democracia:** a constituição consolida e reforça os mecanismos de participação popular e de controle social, garantindo a realização de eleições livres e periódicas, a autonomia dos poderes, a independência do poder judiciário e a fiscalização das ações do governo.

- **Igualdade:** a constituição tem como um dos objetivos fundamentais promover o bem de todos, sem preconceitos de origem, raça, sexo, cor, idade ou quaisquer outras formas de discriminação.

- **Direitos fundamentais:** a constituição garante uma série de direitos fundamentais, fortalecendo a proteção das minorias e dos grupos vulneráveis e o direito à educação, à saúde, à liberdade de expressão, à propriedade, à saúde, ao trabalho digno, à moradia, entre outros.

- **Políticas sociais:** uma constituição institui a base legal para a implementação de políticas sociais, que promovem a igualdade e a justiça social, como o Sistema Único de Saúde (SUS), o Fundo de Amparo ao Trabalhador (FAT), o Sistema Único de Assistência Social (SUAS), entre outros.

- **Saúde e segurança do trabalhador:** a constituição determina a execução das ações de vigilância sanitária e epidemiológica, bem como as de saúde do trabalhador pelo SUS, além de determinar que a saúde é direito de todos e dever do Estado.

- **Desenvolvimento sustentável:** a constituição estabelece o dever do Estado e da sociedade de preservar o meio ambiente para as presentes e futuras gerações, com diretrizes inovadoras na área de proteção do meio ambiente.

Sistema Único de Saúde (SUS)

Uma das maiores conquistas sociais trazidas pela Constituição Federal de 1988 foi a criação do Sistema Único de Saúde (SUS) como uma das estratégias de enfrentamento aos desafios e às desigualdades existentes no sistema de saúde brasileiro. Antes da criação do SUS, o acesso à saúde no Brasil era restrito a quem podia pagar por serviços privados e aos beneficiados pela previdência, o que deixava grande parte da população desassistida.

Após dois anos da implantação da Constituição Federal, houve a regulamentação do SUS pela Lei Orgânica de Saúde, ou Lei nº 8.080, de 19 de setembro de 1990, que estabeleceu os princípios e as doutrinas do SUS, a organização e o funcionamento de seus serviços, assim como as condições para a promoção, proteção e recuperação da saúde. Já a Lei nº 8.142, de 28 de dezembro de 1990, determinou como seria a participação da população na gestão do SUS.

Apesar de haver pontos a melhorar na sua operacionalização, é inegável o avanço significativo que o SUS representou em relação ao cenário anterior à sua implementação. Atualmente operando em todos os municípios do país, é uma referência em saúde pública e considerado por muitos como o melhor e mais completo sistema de saúde do mundo, pois abrange a atenção primária, secundária e terciária de saúde e garante acesso integral, universal e gratuito ao sistema público de saúde, com equidade e foco na saúde com qualidade de vida, visando a prevenção e a promoção da saúde para toda a população do país.

A atenção integral à saúde prestada pelo SUS perdura por todo o ciclo de vida das pessoas e não se limita aos cuidados assistenciais. Além de realizar a gestão das ações e dos serviços de saúde, o SUS deve ser solidário e participativo entre os três entes da Federação: a União, os estados e os municípios, abordando a atenção primária, de média e alta complexidade, os serviços urgência e emergência, a atenção hospitalar e a assistência de saúde.

As ações do SUS lidam, ainda, com serviços das vigilâncias epidemiológica, sanitária e ambiental e assistência farmacêutica.

Em 17 de junho de 2009 foi aprovada pelo Conselho Nacional de Saúde (CNS), em sua 198ª Reunião Ordinária, a Carta dos Direitos dos Usuários da Saúde, uma importante ferramenta para que os brasileiros se apropriem cada vez mais das ações, importâncias e direitos perante o SUS. Segundo a carta:

1. Todo cidadão tem direito ao acesso ordenado e organizado aos sistemas de saúde.
2. Todo cidadão tem direito ao tratamento adequado efetivo para o seu problema.
3. Todo cidadão tem direito ao atendimento humanizado, acolhedor e livre de qualquer discriminação.
4. Todo cidadão tem direito a atendimento que respeite a sua pessoa, seus valores e seus direitos.
5. Todo cidadão tem responsabilidades para que seu tratamento aconteça de forma adequada.
6. Todo cidadão tem direito ao comprometimento dos gestores de saúde para que os princípios anteriores sejam cumpridos (Brasil, 2011a).

Conforme os itens da Lei nº 8.080/90, o SUS estabelece diretrizes para o cuidado com a saúde do trabalhador que se referem a um conjunto de atividades, como:

- Assistência ao trabalhador vítima de acidentes de trabalho ou portador de doença profissional e do trabalho.

- Ações de vigilância epidemiológica e sanitária com estudos, pesquisas, avaliação e controle dos riscos e agravos potenciais à saúde existentes no processo de trabalho, além da fiscalização e do controle das condições de produção, extração, armazenamento, transporte, distribuição e manuseio de substâncias, de produtos, de máquinas e de equipamentos que apresentem riscos à saúde do trabalhador.

- Elaboração e implementação de ações de promoção e proteção da saúde dos trabalhadores.

- Recuperação e reabilitação da saúde dos trabalhadores submetidos aos riscos e agravos provenientes do trabalho e das condições de trabalho.

- Avaliação contínua dos impactos que as tecnologias provocam à saúde.

- Disponibilização de informações para o trabalhador, os sindicatos e as empresas sobre os riscos de acidentes de trabalho, doenças profissionais e do trabalho, bem como os resultados de fiscalizações, avaliações ambientais e exames de saúde, de admissão, periódicos e de demissão, respeitados os preceitos da ética profissional.

- Revisão periódica da listagem oficial de doenças do trabalho.

- Participação na normatização, na fiscalização e no controle dos serviços de saúde do trabalhador nas instituições e empresas públicas e privadas.

- Garantia aos sindicatos dos trabalhadores de que podem requerer ao órgão competente a interdição de máquina, setor de serviço ou todo um ambiente de trabalho quando houver exposição a risco iminente para a vida ou saúde dos trabalhadores.

Previdência Social

Foi instituída pela Lei nº 8.213, de 24 de julho de 1991, que dispõe sobre os benefícios da Previdência Social e das outras previdências que assistem aos trabalhadores, e regulamentada por meio do Decreto nº 3.048, de 6 de maio de 1999.

A Previdência, em sua natureza, atua como um sistema de seguro, no qual os trabalhadores contribuem com uma parte de sua renda durante sua vida laboral para garantir o recebimento dos benefícios quando não puderem mais atuar, devido a aposentadoria por idade ou tempo de serviço, a afastamentos temporários e/ou permanentes por doença, acidente ou outros motivos. A contribuição mensal é determinante para os benefícios serem pagos de forma sustentável, mantendo o equilíbrio financeiro do sistema e visando proporcionar nesses momentos uma fonte de renda estável para cobrir despesas básicas, como moradia, alimentação e cuidados de saúde.

O Instituto Nacional do Seguro Social (INSS) foi criado em 27 de junho de 1990 pelo Decreto n.º 99.350, que definiu a junção do Instituto de Administração Financeira da Previdência e Assistência Social (IAPAS) com o Instituto Nacional de Previdência Social (INPS), como autarquia vinculada ao então Ministério da Previdência e Assistência Social (MPAS). É o responsável pelo pagamento da aposentadoria e dos demais benefícios aos contribuintes. O pagamento é um direito concedido às pessoas que contribuem com a Previdência e que cumprem uma série de pré-requisitos específicos que cada tipo de benefício exige, estabelecidos pela Lei nº 8.213/91.

Compete ao INSS operacionalizar o reconhecimento do direito, a manutenção e o pagamento de benefícios e os serviços previdenciários do Regime Geral de Previdência Social (RGPS) conforme disposto no Decreto nº 8.424, de 31 de março de 2015, além de manter o pagamento de benefícios assistenciais previsto na Lei nº 8.742, de 7 de dezembro de 1993, e dos encargos previdenciários da União previstos na legislação. Também compete ao INSS o reconhecimento do direito e a manutenção das aposentadorias e das pensões do Regime Próprio de Previdência Social da União (RPPU), no âmbito das autarquias e das fundações públicas, conforme disposto no Decreto nº 10.620, de 5 de fevereiro de 2021.

São exemplos de benefícios previdenciários: aposentadoria por tempo de contribuição; aposentadoria por idade; aposentadoria por invalidez; aposentadoria especial; auxílio-acidente; auxílio-doença; auxílio-doença previdenciário; pensão por morte; salário-maternidade; benefício assistencial, entre outras modalidades.

Atualmente, a Previdência Social enfrenta desafios significativos, tendo sofrido diversas mudanças e atualizações ao longo dos anos para se adaptar ao envelhecimento da população, ao aumento da expectativa de vida, à diminuição progressiva da taxa de natalidade, às mudanças nas relações de trabalho e ao aumento do número de trabalhadores informais e autônomos devido às oscilações da taxa de desemprego. Mesmo assim, é inegável que ela é um importante instrumento para promover a justiça social e a solidariedade para o povo brasileiro, dado que é compromisso coletivo garantir que todos os contribuintes tenham acesso a uma fonte de renda digna na sua aposentadoria e/ou em situações de incapacidade laboral, temporárias ou permanentes.

Lista de doenças relacionadas ao trabalho

A lista de doenças relacionadas ao trabalho, registrada na Portaria nº 1.339, de 18 de novembro de 1999, foi adotada no Sistema Único de Saúde como referência dos agravos de saúde desenvolvidos devido à atividade laboral, e cabe ao SUS, segundo o artigo 6º, parágrafo 3º, inciso VII da Lei nº 8.080/90, a revisão periódica da listagem oficial de doenças originadas no processo de trabalho.

Essa lista documenta e estabelece parâmetros legais para o nexo de causalidade entre uma série de agentes de risco e doenças relacionadas ao trabalho. Trata-se de uma importante ferramenta para prevenção, proteção e promoção da saúde em todos seus níveis:

- **Primário:** cujas palavras-chave são promover e proteger, com ações realizadas antes do desenvolvimento das doenças relacionadas ao trabalho, como vacinação, orientações, campanhas de saúde, programas de qualidade de vida, saúde mental, entre outras.

- **Secundário:** cujas palavras-chave são diagnosticar e tratar precocemente, para que se evite ou retarde a evolução de um quadro, melhore o prognóstico e aumente a qualidade de vida do trabalhador.

- **Terciário:** cuja palavra-chave é reabilitar; apesar de não ser o foco principal das ações de saúde do trabalhador, devemos prever ações de reabilitação, que envolvem tratamento com especialistas e terapias avançadas (muitas vezes, de alto custo. Sendo assim, podemos concluir que a prevenção primária é mais vantajosa para trabalhadores e empregadores.

Após quase 3 milhões de casos de doenças ocupacionais atendidos pelo SUS nos últimos quinze anos, conforme dados do Sistema de Informação de Agravos de Notificação (Sinan), a lista de doenças relacionadas ao trabalho foi oficialmente atualizada pelo Ministério da Saúde em 27 de novembro de 2023, por meio da Portaria GM/MS nº 1.999, 24 anos após a criação da lista de doenças relacionadas ao trabalho. Foram agregadas 165 novas patologias que causam danos à integridade física ou mental do trabalhador (como a covid-19), transtornos mentais, distúrbios musculoesqueléticos e tipos de cânceres.

A lista atualizada foi entregue na 11ª edição do Encontro da Rede Nacional de Atenção Integral à Saúde do Trabalhador (Renast), que ficou conhecido como Renastão e ocorreu em novembro de 2023, a fim de contribuir para a estruturação de medidas de assistência e vigilância que possibilitem locais de trabalho mais seguros e saudáveis para os trabalhadores – independentemente de ser trabalho urbano ou rural, formal ou informal –, diante das novas necessidades holísticas dos trabalhadores, dos riscos ocupacionais e da situação da saúde pública no Brasil e no mundo, que vive um momento pós-pandêmico com novas necessidades biopsicosocioespirituais.

Rede Nacional de Atenção Integral à Saúde do Trabalhador

A Renast surgiu como medida do Governo para unificar as políticas de saúde dos trabalhadores existentes no país por meio da Portaria nº 1.679, de 19 de setembro de 2002, na qual foram determinadas as disposições sobre a estruturação dessa rede, que representou o fortalecimento das políticas do trabalhador existentes no SUS. A Renast dedica-se a ações de promoção, prevenção, assistência e reabilitação da saúde dos trabalhadores e é uma das ferramentas essenciais do SUS para atender às necessidades holísticas da saúde do trabalhador, com práticas de saúde que consideram as peculiaridades do ambiente laboral e seus impactos na saúde. Ela enfatiza o acolhimento dos trabalhadores, consoante com os princípios do SUS de equidade, integralidade e universalidade e considera o trabalho como um dos fatores determinantes dos processos de saúde-doença, fomentando a corresponsabilização e a participação ativa dos trabalhadores nas ações de saúde.

A Renast visa estimular a articulação e a integração dos serviços de todos os níveis existentes nas redes do SUS entre o Ministério da Saúde e as secretarias de saúde dos estados, do Distrito Federal e dos municípios, qualificando as ações de saúde do trabalhador nos territórios e reunindo serviços de assistência e vigilância em saúde do trabalhador no âmbito do SUS, voltados à promoção, proteção, prevenção e vigilância em saúde. Além disso, busca agir na assistência especializada em saúde do trabalhador, que tem como principais componentes o Centro de Referência em Saúde do Trabalhador (Cerest) e os serviços especializados articulados à Rede de Atenção à Saúde (RAS), fontes geradoras de conhecimento que indicam se as doenças ou os sintomas das pessoas atendidas estão relacionados às atividades laborais que elas exercem. Essas ações auxiliam a minimizar a morbimortalidade entre os trabalhadores provenientes dos ambientes e processos de trabalho e a formular políticas públicas.

Os Cerest atuam na atenção básica de saúde do trabalhador e são compostos por uma equipe de profissionais multidisciplinares dispostos em unidades regionalizadas e especializadas nesse atendimento. Eles prestam assistência eletiva de saúde aos trabalhadores encaminhados pela rede básica de saúde, trabalhadores formais dos setores privados e públicos, autônomos, informais e até mesmo trabalhadores desempregados acometidos por doenças relacionadas ao trabalho. Podemos listar como principais ações do Cerest:

- Assistência especializada aos trabalhadores acometidos por doenças e/ou agravos relacionados ao trabalho.
- Investigação das condições do ambiente de trabalho utilizando dados epidemiológicos em conjunto com a Vigilância Sanitária.
- Desenvolvimento e aplicação de ações e programas de saúde do trabalhador voltados a promoção, prevenção, assistência e reabilitação.
- Formação de responsáveis técnicos e de equipes de saúde do trabalhador nos municípios.
- Auxílio na fiscalização das condições e dos processos de trabalho.
- Parceria com instituições de ensino para capacitação de profissionais de SST.
- Parceria e apoio nas ações dos sindicatos e comissões de saúde.
- Desenvolvimento de ações de cuidados no SUS voltados à saúde do trabalhador.

O Renast e o Cerest são referências em humanização da atenção integral e da democratização dos processos de trabalho no SUS, com gestão participativa e um modelo de atuação que privilegia a transversalidade e a articulação intra e intersetorial ao integrar ações de saúde do trabalhador desenvolvidas tanto no âmbito do SUS quanto em outras instituições do governo e da sociedade civil, ampliando o escopo de ações de saúde em todos os níveis de prevenção com abordagem holística. Essas são ferramentas eficazes para a implementação das ações e diretrizes do SUS e da Política Nacional de Saúde do Trabalhador e da Trabalhadora para o desenvolvimento da atenção integral à saúde do trabalhador.

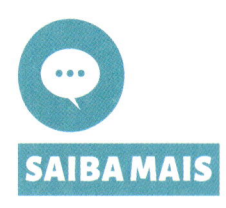

SAIBA MAIS

Saiba mais sobre a Rede Nacional de Atenção Integral à Saúde do Trabalhador pelo site: https://www.gov.br/saude/pt-br/composicao/svsa/saude-do-trabalhador/renast. Acesso em: 14 out. 2024.

Política Nacional de Segurança e Saúde no Trabalho

A Política Nacional de Segurança e Saúde no Trabalho (PNSST) foi regulamentada pelo Decreto nº 7.602, de 7 de novembro de 2011, e reúne um conjunto de regras, diretrizes e princípios para alcançar ações de prevenção, promoção e proteção para a saúde e segurança no trabalho, por meio da redução ou eliminação dos riscos do ambiente de trabalho.

A PNSST é um dos marcos na proteção dos direitos dos trabalhadores brasileiros; ela se destaca como um importante instrumento na promoção dos direitos fundamentais do trabalhador e reforça a garantia de ambientes de trabalho mais seguros, saudáveis e dignos para todos.

A saúde e segurança no trabalho são aspectos inegociáveis para o desenvolvimento de qualquer atividade laboral, em qualquer setor da economia, por isso a importância da implementação dessas políticas públicas. Além disso, elas fortalecem o compromisso do Estado brasileiro, dos empregadores e dos empregados em proteger a integridade física e mental de todos os trabalhadores, em toda sua complexidade, desde relações humanas, relações de trabalho, fatores condicionantes e determinantes do processo saúde-doença-saúde até o impacto do ambiente de trabalho nisso tudo. Isso implica considerar não apenas os aspectos físicos do trabalho, como também os psicossociais, organizacionais e culturais que influenciam a saúde dos trabalhadores, com foco nas ações educativas, fiscalizatórias e de promoção da saúde. Algumas diretrizes se destacam na PNSST:

- Promover e implementar sistemas e programas de gestão da segurança e saúde nos locais de trabalho.

- Incluir todos os trabalhadores brasileiros no sistema nacional de promoção e proteção da saúde.

- Favorecer a articulação das ações de promoção, proteção, prevenção, assistência, reabilitação e reparação da saúde do trabalhador, auxiliando na adoção de medidas especiais para atividades laborais de alto risco e promovendo adequações às legislações brasileiras.

- Auxiliar na estruturação de rede integrada de informações em saúde do trabalhador.

Apesar de a PNSST ser um avanço na saúde e segurança do trabalhador, o maior desafio é garantir sua efetiva implantação em todos os locais de trabalho e a prática dos seus princípios de universalidade, prevenção, diálogo social, integralidade e precedência das ações de promoção, proteção e prevenção sobre as de assistência, reabilitação e reparação para o trabalhador. Para isso, é necessário que cada vez mais governantes, empregadores, e empregados sejam conscientes e comprometidos em relação a saúde e segurança no trabalho.

Política Nacional de Saúde do Trabalhador e da Trabalhadora

Um ano após a regulamentação da Política Nacional de Segurança e Saúde no Trabalho (PNSST), foi instituída, por meio da Portaria Federal GM/MS nº 1.823, de 23 de agosto de 2012, a Política Nacional de Saúde do Trabalhador e da Trabalhadora (PNSTT), formulada pelo Ministério da Saúde, visando estabelecer diretrizes e estratégias para garantir condições de trabalho seguras e saudáveis, baseadas e alinhadas aos princípios do Sistema Único de Saúde (SUS).

A PNSTT traz um olhar mais detalhado em relação ao cuidado com a pessoa ao longo do processo saúde-doença-cuidado e prioriza a integralidade, a universalidade e a equidade no atendimento à saúde dos trabalhadores, sejam eles homens ou mulheres, de área urbana ou rural, independentemente de sua forma de inserção no mercado de trabalho (formal ou informal), de seu vínculo empregatício (público ou privado), se assalariado, autônomo, avulso, temporário, cooperativado, aprendiz, estagiário, doméstico, aposentado ou desempregado. Ela garante a todos a prevenção de doenças e acidentes relacionados ao trabalho, considerando a transversalidade das ações de saúde do trabalhador. Entre alguns objetivos destacados no Capítulo II, artigo 8º, da PNSTT, temos:

- Garantir a qualidade da atenção à saúde do trabalhador usuário do SUS por meio da expansão da rede de serviços de saúde do trabalhador e do fortalecimento da atuação do Cerest em todo o país, assegurando que a situação de saúde da pessoa trabalhadora com as possíveis consequências sejam identificadas. Assim, ações e intervenções poderão ser tomadas, garantindo a humanização e personalização do atendimento de cada caso.

- Identificar as atividades laborais da população trabalhadora e as situações de risco à saúde dos trabalhadores no território a fim de determinar suas demandas de saúde e fortalecer a atuação do sistema de Vigilância em Saúde do Trabalhador (Visat) e a integração com os demais componentes da vigilância em saúde.

- Monitorar as ações de Visat com produção de tecnologias de intervenção e de avaliação para maior assertividade na análise da situação de saúde dos trabalhadores, proporcionando insumos para intervenção nos processos e ambientes de trabalho quando apresentarem riscos à saúde do trabalhador.

- Produzir protocolos, normas técnicas e regulamentares, com diretrizes e parâmetros protetores da saúde dos trabalhadores nos ambientes e processos de trabalho, assim como avaliação contínua da sua aplicação e qualidade nos serviços e programas de saúde do trabalhador, nas instituições e empresas públicas e privadas.

Sistema de escrituração digital das obrigações fiscais, previdenciárias e trabalhistas – eSocial

O Decreto nº 8.373, de 11 de dezembro de 2014, instituiu o eSocial, sistema que determina que os empregadores comuniquem ao Governo as informações relativas aos trabalhadores. O sistema nasceu da necessidade de simplificar, integrar e aumentar a eficiência operacional dos processos de gestão de pessoal e cumprimento de obrigações fiscais e previdenciárias pelas empresas.

Um dos objetivos do eSocial é auxiliar o Governo no combate à sonegação fiscal e facilitar a identificação de irregularidades, contribuindo para a redução da informalidade e, consequentemente, para a melhoria do ambiente trabalhista, pois a sistematização e informatização dos dados relativos aos trabalhadores em uma única base de dados permite aos órgãos governamentais ter acesso a informações mais precisas e atualizadas sobre os trabalhadores e suas relações com as empresas, com maior controle e com a fiscalização em tempo real do cumprimento ou não das obrigações e da gestão trabalhista pelas empresas.

Para as empresas, especialmente as de menor porte, essa centralização das informações, que é obrigatória de acordo com o eSocial, representa um desafio devido à transição das informações para um ambiente digital, gerando investimento financeiro e a necessidade de profissionais das áreas administrativa, jurídica, de saúde e segurança do trabalhador com experiência para que possam se adaptar rapidamente às novas exigências, já que erros nesse processo de implantação podem gerar penalidades financeiras e outras consequências negativas para os empregadores.

Mesmo com esses empecilhos, o eSocial surgiu como uma oportunidade para empresas modernizarem e otimizarem os processos internos, promovendo maior transparência e conformidade com a legislação. Essa simplificação do processo de gestão trabalhista reduziu as inconsistências entre as informações prestadas, uma vez que antes esses dados eram enviados por meio de diferentes declarações, o que aumentava a probabilidade de equívocos e omissão de informações, acarretando multas e penalidades. Com o eSocial, esses dados são validados automaticamente pelo sistema, de modo que se reduz a chance de erros.

Quando falamos das obrigações das empresas relacionadas à SST para o ambiente do eSocial (previdenciário), os empregadores devem enviar apenas três eventos, cujas informações são embasadas no Programa de Controle Médico de Saúde Ocupacional (PCMSO), previsto na NR-07 e cujo objetivo é proteger e preservar a saúde integral dos trabalhadores em função dos riscos ocupacionais, conforme o inventário de riscos constantes no Programa de Gerenciamento de Risco — PGR previsto na NR-01:

- **S-2210 – Comunicação de Acidente do Trabalho (CAT):** documento de emissão obrigatória conforme a Lei nº 8.213/91, permite reconhecer um acidente de trabalho ou doença profissional, gerando registro e assegurando os direitos do segurado.

- **S-2220 – Monitoramento da Saúde do Trabalhador:** elaboração do Perfil Profissiográfico Profissional (PPP) segundo a Instrução Normativa do INSS 128/2022 em seu parágrafo 2º do artigo 281. Constitui-se em um documento histórico laboral do trabalhador.

- **S-2240 – Condições Ambientais do Trabalho:** informações sobre a exposição do trabalhador a fatores de risco (perigos) que possam se caracterizar como agentes nocivos, caracterizados pela Legislação Previdenciária e que permitem o enquadramento para a aposentadoria especial.

Para os trabalhadores, o eSocial é um importante aliado, pois contribui para o desenvolvimento de suas atividades laborais em empresas que garantam o cumprimento dos direitos trabalhistas e previdenciários com maior transparência referente às informações de seus contratos de trabalho. Sendo assim, os ambientes de trabalho se tornam mais justos, seguros e saudáveis, uma vez que o sistema permite a verificação da condição das obrigações legais por parte das empresas. Além dessa integração das informações, o eSocial agiliza o recebimento dos benefícios previdenciários, como o seguro-desemprego e o auxílio-doença.

Figura 2.2 – Linha do tempo com as principais conquistas e direitos relacionados à saúde dos trabalhadores no Brasil

1919 • **Organização Internacional do Trabalho (OIT)**: responsável pela formulação e aplicação das normas internacionais do trabalho (convenções e recomendações) que, uma vez ratificadas por decisão soberana de um país, passam a fazer parte de seu ordenamento jurídico.

1943 • **Consolidação das Leis do Trabalho (CLT)**: a Lei nº 5.452/43, de 10 de maio de 1943, institui a CLT, que surgiu como um compilado de leis relacionadas ao trabalho na época, com o objetivo de regulamentar as relações de trabalho individuais e coletivas e atender às necessidades de SST.

1978 • **Normas regulamentadoras (NRs)**: a Portaria nº 3.214, de 8 de junho de 1978, dispõe sobre a aprovação das normas regulamentadoras, do Capítulo V, Título II da CLT, relativas à segurança e à medicina do trabalho.

1988 • **Constituição Federal (CF)**: a Constituição Federal da República Federativa do Brasil, aprovada em 1988, é a lei suprema do Brasil; a principal no ordenamento jurídico. Nos incisos do artigo 200, discorre sobre a SST.

1990 • **Sistema Único de Saúde (SUS)**: a Lei nº 8.080/90, de 19 de setembro de 1990, traz disposições e diretrizes para o funcionamento e gerenciamento do Sistema Único de Saúde, e seu artigo 60 regulamenta diretrizes sobre a saúde do trabalhador.

1991 • **Previdência Social**: a Lei nº 8213/91, de 24 de julho de 1991, dispõe sobre os benefícios da Previdência Social e das outras previdências que assistem os trabalhadores.

2002 • **Rede Nacional de Atenção Integral à Saúde do Trabalhador (Renast)**: a Portaria nº 1679/22 institui, no âmbito do Sistema Único de Saúde, a Rede Nacional de Atenção Integral à Saúde do Trabalhador (Renast), a ser desenvolvida de forma articulada entre o Ministério da Saúde, as secretarias de saúde dos estados, do Distrito Federal e dos municípios.

2011 • **Política Nacional de Segurança e Saúde no Trabalho (PNSST)**: o Decreto nº 7602/11, de 7 de novembro de 2011, determina princípios e diretrizes para ações de prevenção, promoção e proteção para saúde e segurança no trabalho.

2012 • **Política Nacional de Saúde do Trabalhador e da Trabalhadora (PNSTT)**: a Portaria nº 1.823/12, de 23 de agosto de 2012, especifica os cuidados com a pessoa e não somente com o ambiente de trabalho.

2014 • **eSocial**: o Decreto nº 8.373/14, de 11 de dezembro de 2014, criou o Sistema de Escrituração Digital das Obrigações Fiscais, Previdenciárias e Trabalhistas, que determina que os empregadores comuniquem de forma unificada ao Governo as informações relativas aos trabalhadores.

DESAFIO

Proponho um desafio para você, leitor. Liste cinco ações de empresas reais que fazem além do que determinam as legislações brasileiras. Quer um exemplo?

Ao longo dos meus quase vinte anos de atuação como enfermeira do trabalho, trabalhei direta ou indiretamente em empresas que forneciam um Programa de Previdência Privada para seus empregados como forma de garantir um complemento e um upgrade da Previdência Social, que é um direito social destinado a todos os contribuintes.

Viu como é possível? Agora é a sua vez:

1. _____
   _____
   _____
   _____
   _____

2. _____
   _____
   _____
   _____
   _____

3. _____
   _____
   _____
   _____
   _____

4. _____
_____
_____
_____
_____

5. _____
_____
_____
_____
_____

Tenho certeza de que você conseguiu listar mais do que cinco ações. Existem inúmeras pesquisas e dados que comprovam que investir em prevenção é muito mais barato que remediar. E nem é necessário "inventar a roda"; por que não se inspirar nessas ações, adaptá-las, criar um plano de ação e apresentá-lo para seus gestores para que coloquem em prática na empresa onde vocês atuam, mudando a realidade dos trabalhadores que estão sob seu cuidado e indo além de apenas cumprir as legislações vigentes? Para que mudanças ocorram, é necessário que alguém acredite que é capaz e as coloque em prática.

INSIGHT PREVENCIONISTA

Neste capítulo, vimos a evolução e a transformação do processo do trabalho, das relações trabalhistas e dos cuidados com a saúde e segurança do trabalhador ao longo do tempo. Essas mudanças continuam vivas devido a fatores como a organização e conscientização dos trabalhadores, os impactos econômicos e sociais, o envelhecimento da população, a diminuição das taxas de natalidade, os avanços tecnológicos, as pesquisas, a pandemia, entre outros. Tudo isso impactou a vida das pessoas e suas relações de trabalho. Deste modo, foram criadas políticas públicas, legislações e normas que são constantemente reformuladas e atualizadas para acompanhar essas mudanças e serem relevantes para atender às necessidades humanas básicas e garantir condições mínimas de saúde e segurança no trabalho. Você pode estar se perguntando: "por que mínimas? Como assim?"

Pois bem, o Brasil possui políticas públicas que são referências no mundo, mas sabemos que existe uma sobrecarga no sistema, e quando uma empresa opta por somente cumprir o que está nas legislações trabalhistas, sem buscar alternativas para complementar e melhorar essas condições de SST, ela está fazendo o mínimo. Está mais do que provado, na prática, que não se consegue atender integralmente às demandas dos trabalhadores, "só" o mínimo.

Por isso são necessários, cada vez mais, prevencionistas dispostos a inovar, a ir além das determinações legais, que sejam capazes de criar outras estratégias para as empresas adotarem a fim de assegurar o bem-estar biopsicosocioespiritual dos trabalhadores. Vamos assumir essa responsabilidade, afinal, somos agentes de mudança!

Capítulo 3

Gerenciamento da saúde do trabalhador

Frustração millennial: por que essa geração mirou no sucesso e acertou no burnout

Expectativas não atendidas, alta carga de trabalho e falta de reconhecimento e oportunidades de crescimento fazem mais de 50% dos millennials se sentirem esgotados

No fim das contas, os riscos ocupacionais só comprometem a saúde física dos trabalhadores? Podemos afirmar, com certeza, que não. Todos os riscos, sejam físicos, químicos, biológicos, de acidentes ou ergonômicos, devem ser mitigados e, quando possível, eliminados do local de trabalho. Os riscos ergonômicos que, em uma de suas vertentes, estão relacionados a questões psicossociais, vêm se destacando há algum tempo por conta dos impactos na saúde mental dos trabalhadores, que cada mais vez se conscientizam do nexo entre as condições de trabalho e o surgimento de doenças psicossomáticas e transtornos mentais. É o caso da síndrome de burnout (ou síndrome do esgotamento profissional), em que surgem sintomas de exaustão extrema, estresse e esgotamento físico resultantes de situações de trabalho desgastantes, que demandam muita competitividade ou responsabilidade. Esses agentes de risco são classificados como ergonômicos, e entender essa relação é fundamental para promover saúde e segurança no trabalho.

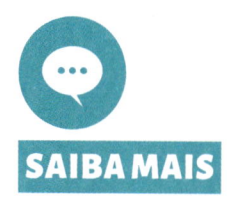

SAIBA MAIS

Saiba mais sobre a síndrome de burnout lendo o artigo no site do Ministério da Saúde. Disponível em: https://www.gov.br/saude/pt-br/assuntos/saude-de-a-a-z/s/sindrome-de-burnout. Acesso em: 15 out. 2024.

RISCOS OCUPACIONAIS

Riscos ocupacionais são aqueles aos quais os trabalhadores são expostos no ambiente de trabalho. Podem estar direta ou indiretamente relacionados com a atividade laboral desenvolvida pelo trabalhador, devido à exposição a agentes de risco físico, químico, biológico, ergonômico ou de acidentes. Esses agentes de risco podem ocasionar danos à saúde do trabalhador, física ou psicologicamente, resultando em lesões, doenças profissionais (ou do trabalho), problemas de saúde mental, incapacidade temporária ou permanente e até mesmo morte.

De acordo com a Portaria nº 25, de 29 de dezembro de 1994, os riscos ocupacionais podem ser classificados em cinco grupos (Brasil, 1994).

Grupo 1 – Riscos físicos

Nos ambientes de trabalho, os riscos ocupacionais físicos representam uma preocupação significativa para a saúde e segurança dos trabalhadores, surgindo de uma variedade de fontes e agentes de risco:

- **Ruído:** comum em ambientes de trabalho com maquinário pesado e equipamentos industriais. A exposição prolongada a níveis elevados de ruído pode resultar em perda auditiva permanente ou temporária, zumbido nos ouvidos (tinnitus), outros problemas de saúde relacionados ao ouvido e doenças psicossomáticas.
- **Vibrações:** trabalhadores que operam equipamentos vibratórios, como martelos pneumáticos ou ferramentas elétricas, entre outros,

têm o risco de desenvolver morbidades como a síndrome das vibrações, caracterizada por danos nos vasos sanguíneos, nervos e articulações, além de distúrbios musculoesqueléticos relacionados ao trabalho, como tendinite, bursite, entre outros.

- **Radiações ionizantes e não ionizantes:** ambientes de trabalho que possuem fontes de radiação (como equipamentos de raio-x) podem expor os trabalhadores a radiações ionizantes, que têm potencial de causar danos ao DNA e aumentar o risco de câncer. As radiações não ionizantes como a ultravioleta (UV) e a infravermelha (IR) podem causar queimaduras na pele e outros danos teciduais se não forem controladas adequadamente.

- **Temperaturas extremas:** a exposição a temperaturas extremas, seja calor excessivo ou frio intenso, pode levar a uma série de problemas de saúde, incluindo exaustão por calor, insolação, queimaduras solares, hipotermia, congelamento, síndrome de Raynaud, entre outros.

- **Pressões anormais:** trabalhadores em ambientes de trabalho que envolvem pressões anormais, como mergulhadores, pilotos de aeronaves, escaladores, trabalhadores em câmaras hiperbáricas e construção civil, estão sujeitos a desenvolver doença descompressiva, barotrauma, narcose por nitrogênio, hiperbarismo, hipobarismo, entre outros agravos à saúde do trabalhador.

- **Umidade:** umidade no local de trabalho refere-se à quantidade de vapor de água presente no ar ambiente, e tanto o excesso quanto a falta de umidade podem causar problemas para a saúde e segurança dos trabalhadores, como desconforto térmico, levando à perda de produtividade e ao aumento do absenteísmo, ao desenvolvimento de doenças respiratórias e dermatoses ocupacionais, entre outras.

Grupo 2 – Riscos químicos

Este risco pode surgir da exposição a uma variedade de substâncias químicas e perigosas, como produtos químicos industriais, gases, vapores, líquidos, poeiras, metais pesados, pesticidas, agentes cancerígenos e substâncias mutagênicas presentes no ambiente de trabalho que podem ter efeitos adversos à saúde do trabalhador a curto, médio e longo prazo, gerando de pneumoconioses a dermatoses ocupacionais. Conhecer e investir na gestão de riscos químicos não apenas protege os trabalhadores, mas também promove um ambiente de trabalho mais seguro, saudável e produtivo para todos.

- **Poeiras:** são partículas sólidas finas dispersas no ar, que podem ser geradas a partir de processos de moagem, britagem, pulverização, corte, perfuração ou qualquer operação que envolva a manipulação de materiais sólidos. Exemplos comuns incluem poeiras de madeira, poeiras minerais (como sílica, amianto, carvão) e poeiras metálicas (como ferro, alumínio, chumbo). Sua inalação pode resultar em uma variedade de problemas de saúde, incluindo irritação das vias respiratórias, bronquite, asma ocupacional, silicose, bissinose, asbestose, bagaçose, fibrose pulmonar e até mesmo câncer ocupacional.

- **Fumos:** são partículas sólidas ou líquidas extremamente pequenas formadas a partir da condensação de vapores ou gases ou pela solidificação de materiais em suspensão no ar durante processos de soldagem, fundição, queima ou aquecimento de metais ou plásticos. Exemplos comuns incluem fumos de soldagem, fumos de metal, fumos de resina e fumos de plástico. Sua inalação pode resultar em irritação das vias respiratórias, problemas respiratórios, danos pulmonares, e alguns fumos podem conter substâncias tóxicas ou carcinogênicas, representando riscos adicionais à saúde dos trabalhadores.

- **Névoas:** são partículas líquidas suspensas no ar, formadas a partir da condensação de vapores ou pela dispersão de líquidos. São frequentemente produzidas por processos industriais que envolvem pulverização, atomização ou condensação de líquidos. Exemplos comuns incluem névoas de tintas, óleos, solventes e produtos químicos. Sua inalação pode resultar em irritação das vias respiratórias, problemas respiratórios e, em alguns casos, danos pulmonares ou sistêmicos.

- **Gases:** são substâncias que se encontram no estado gasoso a temperatura e pressão normais, podendo ser inflamáveis, tóxicos, asfixiantes ou inertes, e muitos são utilizados em processos industriais. Exemplos incluem dióxido de carbono, oxigênio, dióxido de enxofre, amônia e cloro. Sua inalação pode causar uma variedade de efeitos adversos à saúde, incluindo irritação das vias respiratórias, asfixia, intoxicação e danos aos órgãos.

- **Vapores:** são substâncias que se encontram no estado gasoso à temperatura ambiente, mas são geradas a partir da evaporação de líquidos ou sólidos voláteis, podendo ser inalados durante processos de manipulação, armazenamento ou transporte de produtos químicos voláteis. Exemplos comuns incluem vapores de solventes, produtos químicos orgânicos voláteis e combustíveis. A inalação de vapores pode causar efeitos semelhantes aos dos gases, incluindo irritação respiratória, intoxicação e danos aos órgãos.

Grupo 3 – Riscos biológicos

Referem-se à exposição a bactérias, vírus, fungos, parasitas, toxinas e outros organismos que podem causar danos à saúde humana. Esses agentes podem ser encontrados em uma variedade de ambientes de trabalho, desde setores de saúde, agricultura, frigoríficos, indústrias de processamento de alimentos, entre outros. A gestão eficaz dos riscos biológicos requer uma abordagem sistemática que envolva a avaliação detalhada dos perigos e a implementação de medidas de prevenção e promoção de: saúde, proteção dos trabalhadores (como a imunização), saneamento do meio e preparação para emergências.

- **Vírus:** são agentes infecciosos microscópicos com alto poder de mutação que podem causar uma variedade de doenças em seres humanos. No ambiente laboral, os trabalhadores podem ser expostos a vírus de diferentes maneiras, incluindo contato com secreções corporais, aerossóis e superfícies contaminados. Profissionais dos setores de saúde, serviços de emergência, laboratórios de pesquisa e análises clínicas estão particularmente em risco de exposição a vírus como HIV, hepatite (A, B e C), coronavírus, influenza, entre outros.

- **Bactérias:** são microrganismos unicelulares, alguns multirresistentes e encontrados em uma variedade de ambientes de trabalho. Os trabalhadores podem ser expostos a bactérias por meio do contato direto e indireto com resíduos orgânicos, água e alimentos contaminados e aerossóis. Profissionais que atuam em setores como saúde, indústria alimentícia, comércio, varejo, limpeza, agricultura, saneamento, construção civil, entre outros, estão em risco de exposição a bactérias patogênicas, como *Salmonella, Mycobacterium tuberculosis* (ou bacilo de Koch, BK), *Escherichia coli, Clostridium tetani, Staphylococcus aureus,* MRSA (*Staphylococcus aureus* resistente à meticilina) e *Legionella pneumophila*, podendo desenvolver uma série de doenças relacionadas ao trabalho devido a infecção por esses parasitas.

- **Protozoários:** são organismos unicelulares que podem causar uma variedade de doenças parasitárias em seres humanos, frequentemente encontrados em alimentos, água e solo contaminados. A exposição a protozoários no local de trabalho é mais comum em setores como saúde, turismo, saneamento básico, agricultura, construção, limpeza, laboratórios de pesquisa e análises clínicas, com o risco de exposição ocupacional maior a protozoários patogênicos como *Giardia lamblia, Toxoplasma gondii, Trypanosoma cruzi, Plasmodium spp.,* que podem desencadear doenças como giardíase, toxoplasmose, doença de Chagas, malária, entre outras.

- **Fungos:** são seres macro ou microscópicos, uni ou pluricelulares, eucariotas, com uma ampla variedade de espécies, algumas das quais são patogênicas para os seres humanos. Sua exposição no local de trabalho é mais frequente em alguns setores como serviços de saúde, construção civil, agricultura, processamento de alimentos e de madeira, trabalhos de limpeza, academias, parques, frigoríficos, indústrias de papel e de celulose, o que pode levar ao desenvolvimento de algumas patologias, como dermatoses ocupacionais, alergias e infecções diversas. O controle de umidade e a ventilação são essenciais para ajudar a manter os ambientes de trabalho secos e reduzir o crescimento de fungos.

Grupo 4 – Riscos ergonômicos

Referem-se às condições de trabalho que podem causar estresse físico, mental ou emocional devido à falta de adequação entre o trabalho, o trabalhador e o ambiente, incluindo sobrecarga de trabalho, assédio moral, conflitos interpessoais, insegurança no cargo e falta de apoio da gestão, além de condições de trabalho que submetam o trabalhador à realização de movimentos repetitivos, levantamento de peso acima do permitido, posturas incorretas, entre outros. Os riscos ergonômicos ocupacionais podem ser subdivididos em três áreas principais:

- **Riscos ergonômicos físicos:** relacionados às exigências biomecânicas do trabalho e à interação entre o corpo humano e o ambiente de trabalho, têm como agentes de risco a postura inadequada, o levantamento e transporte manual de peso ou a exigência de postura inadequada, que podem levar ao desenvolvimento de lesões nas articulações, na musculatura e nos nervos, LER/DORT (lesão por esforço repetitivo/distúrbio osteomuscular relacionado ao trabalho), dores crônicas e distúrbios psicossociais.

- **Riscos ergonômicos organizacionais:** referem-se aos fatores do ambiente de trabalho e à organização do trabalho, que podem contribuir para o desenvolvimento de problemas de saúde e segurança relacionados à ergonomia. Têm como agentes de risco o ritmo de trabalho excessivo, o controle rígido da produtividade e a imposição de ritmos excessivos, com expectativas sempre altas de produtividade, que podem levar o trabalhador à fadiga e à exaustão física e mental, contribuindo para o surgimento e/ou agravamento de estresse, ansiedade, síndrome de burnout e/ou outras doenças psicossomáticas.

- **Riscos ergonômicos cognitivos:** estão relacionados à carga mental de trabalho, às demandas cognitivas e emocionais do trabalho e à interação entre os processos mentais e o ambiente de trabalho. Têm como agentes de risco a monotonia e repetitividade, o trabalho noturno e a falta de clareza nas responsabilidades e nos processos de trabalho, o que gera insegurança e aumenta a probabilidade de erros. Os trabalhadores expostos aos riscos ergonômicos cognitivos têm aumento das demandas mentais e emocionais, e isso pode causar estresse, fadiga mental, dificuldade de concentração, sono e outros desafios relacionados à saúde mental.

Grupo 5 – Riscos de acidentes

Os agentes de riscos de acidentes são condições e situações presentes no ambiente de trabalho que podem resultar em lesões traumáticas diversas, como cortes, contusões, fraturas, queimaduras e até mesmo óbito. Os acidentes no trabalho não apenas representam um sério risco para a integridade física e mental dos trabalhadores, mas também podem ter repercussões significativas para as empresas, incluindo perdas financeiras, interrupções na produção e danos à reputação no mercado. Os principais agentes de risco de acidentes são:

- **Arranjo físico inadequado:** além de afetar a eficiência e produtividade das operações, representa uma série de riscos para a saúde e segurança dos trabalhadores, como o risco de quedas ou colisões, o aumento da probabilidade de exposição a substâncias perigosas devido a disposição e armazenamento inadequados de produtos químicos, tóxicos, inflamáveis ou corrosivos. O arranjo físico inadequado dos espaços de trabalho, por exemplo, causam dificuldade de movimentação com corredores estreitos, áreas congestionadas e espaços de trabalho apertados e resultam em movimentos desconfortáveis, posturas inadequadas, favorecendo o surgimento de lesões musculoesqueléticas.

- **Máquinas e equipamentos sem proteção:** a falta de proteção adequada ao manusear máquinas e equipamentos no ambiente de trabalho como prensas, guilhotinas, dobradeiras, serras, máquinas de corte e furadeiras representa uma ameaça séria à integridade física dos trabalhadores, pois pode gerar esmagamento, cortes, perfurações, queimaduras, choques elétricos, amputações, incapacidade permanente e até mesmo morte.

- **Ferramentas inadequadas e/ou defeituosas:** a obsolescência de materiais e equipamentos de trabalho leva os trabalhadores a adotar técnicas inadequadas ou a forçar a ferramenta além de suas capacidades, aumentando o risco de lesões musculoesqueléticas, como distensões, torções e lesões por esforço repetitivo, e o risco de emergências traumáticas.

- **Iluminação inadequada:** a falta de iluminação adequada pode aumentar o risco de acidentes no local de trabalho, uma vez que torna mais difícil para os trabalhadores identificar obstáculos, equipamentos e materiais no ambiente ao seu redor, o que pode resultar em quedas e colisões, além de provocar fadiga e desconforto visual. A exposição a níveis inadequados de iluminação pode causar fadiga, desconforto visual e dores de cabeça, prejudicar o bem-estar dos trabalhadores, afetar sua capacidade de concentração e desempenho, bem como favorecer o surgimento de erros e a diminuição da qualidade do trabalho.

- **Eletricidade:** os riscos elétricos no local de trabalho referem-se aos perigos associados à presença e à utilização de eletricidade em ambientes industriais, comerciais ou de serviços que podem resultar em lesões graves, choques elétricos, traumas diversos ou até óbitos se não forem adequadamente controlados. Além disso, instalações elétricas inadequadas e/ou antigas, máquinas e equipamentos elétricos sobrecarregados ou danificados podem gerar calor excessivo, faíscas ou curtos-circuitos, aumentando assim o risco de incêndio ou explosão.

- **Animais peçonhentos:** são mais comuns em áreas rurais, florestais ou com alta biodiversidade. São animais peçonhentos: cobras, aranhas, escorpiões, abelhas e vespas, entre outros. A identificação e avaliação das áreas onde esses animais são mais propensos a serem encontrados, o estudo dos perigos potenciais que representam para a saúde das pessoas, assim como o estabelecimento de Procedimentos Operacionais Padrão (POPs) com protocolos de atendimento pré-hospitalar para as vítimas desses animais são itens de vital importância para a proteção e sobrevida dos trabalhadores. As ações de saúde e segurança relacionadas a animais peçonhentos diminui o medo ou a ansiedade relacionada a sua presença no local de trabalho, que pode afetar o bem-estar emocional dos trabalhadores, assim como sua capacidade de desempenhar as funções com eficiência.

Quadro 3.1 – Classificação dos principais riscos ocupacionais em grupos, de acordo com sua natureza e a padronização das cores correspondentes

GRUPO 1 VERDE	GRUPO 2 VERMELHO	GRUPO 3 MARROM	GRUPO 4 AMARELO	GRUPO 5 AZUL
Riscos físicos	Riscos químicos	Riscos biológicos	Riscos ergonômicos	Riscos de acidentes
Ruídos	Poeira	Vírus	Esforço físico intenso	Arranjo físico inadequado
Vibrações	Fumos	Bactérias	Levantamento e transporte manual de peso	Máquinas e equipamentos sem proteção
Radiações ionizantes	Névoas	Fungos	Exigência de postura inadequada	Ferramentas inadequadas ou defeituosas
Radiações não ionizantes	Neblinas	Parasitas	Controle rígido de produtividade	Iluminação inadequada
Frio	Gases	Bacilos	Imposição de ritmos excessivos	Eletricidade
Calor	Vapores		Trabalho em turno e noturno	Probabilidade de incêndio ou explosão
Pressões anormais	Substâncias, compostos ou produtos químicos.		Jornadas de trabalho prolongadas	Armazenamento inadequado
Umidade			Monotonia e repetitividade	Animais peçonhentos
			Outras situações causadoras de estresse físico e/ou psíquico	Outras situações de risco que poderão contribuir para a ocorrência de acidentes

Fonte: adaptado de Brasil (1994).

Devemos nos preocupar com as doenças profissionais e do trabalho?

SAÚDE DO TRABALHADOR
Ministério da Saúde atualiza lista de doenças relacionadas ao trabalho após 24 anos
Aprimoramento resulta na incorporação de 165 novas patologias. Quase 3 milhões de casos de doenças ocupacionais foram atendidos pelo SUS nos últimos 15 anos

Certamente as novas dinâmicas e relações de trabalho, a evolução e a transformação do processo de produção trouxeram consigo novos riscos e, assim, novas doenças e agravos à saúde do trabalhador, reforçando e evidenciando a importância dos cuidados com a saúde e a segurança dos trabalhadores.

DOENÇAS RELACIONADAS AO TRABALHO

Como podemos ver na manchete anterior, foram atendidos milhões de casos de doenças relacionadas ao trabalho nos últimos quinze anos no país, ou seja, é correto afirmar que o trabalho é um dos fatores condicionantes e determinantes para o processo saúde-doença dos trabalhadores, nas mais diversas atividades econômicas (agroindústria, mineração, construção civil, logística, saúde, indústria, setor de serviços, entre outros), com diferentes gradações de riscos ocupacionais, além das variadas formas de organização e gestão, vínculos empregatícios, horários e jornadas de trabalho, com múltiplos processos produtivos e de incorporação tecnológica. Do trabalho manual e artesanal à robótica e o uso da IA, todos esses aspectos devem ser considerados na avaliação dos impactos sobre a saúde e a qualidade de vida dos trabalhadores, suas famílias e comunidades. Esses impactos podem ser agudos, como os acidentes de trabalho, quando geralmente é mais fácil estabelecer a relação entre o agravo ou dano com a atividade de trabalho, ou pode gerar impactos e efeitos crônicos, com um período de latência entre a exposição e o surgimento de doenças relacionadas ao trabalho, dependendo da história natural da doença.

SAIBA MAIS

Para saber mais sobre as doenças relacionadas ao trabalho, leia a publicação do Ministério da Saúde, disponível em: https://bvsms.saude.gov.br/bvs/publicacoes/doencas_relacionadas_trabalho_manual_procedimentos.pdf. Acesso em: 15 out. 2024.

As doenças relacionadas ao trabalho podem ser classificadas em três grupos, de acordo com a Classificação de Schilling (1984), que é utilizada pelo Ministério da Saúde como referência para dimensionar a ligação entre a doença e o trabalho para a formulação de manuais e da lista de doenças relacionadas ao trabalho (LDRT):

Grupo I

Doenças exclusivamente geradas pelo risco (doença profissional ou ocupacional) ou pelo ambiente de trabalho (doença do trabalho), tipificadas pelas doenças profissionais, stricto sensu, e pelas intoxicações agudas de origem ocupacional. Por exemplo, silicose ou pneumoconiose, doença respiratória exclusivamente causada pelas condições de riscos ocupacionais. A silicose é desenvolvida por trabalhadores expostos a risco químico, com agente de risco sílica.

Grupo II

Doenças em que o trabalho contribui para o surgimento ou agravamento, atuando como fator de risco, mas não sendo indispensável para sua ocorrência. São exemplificadas pelas doenças comuns, mais frequentes ou mais precoces em determinados grupos ocupacionais e com o nexo causal de natureza eminentemente epidemiológica. Por exemplo, bursite, distúrbio osteomuscular relacionado ao trabalho (DORT) que pode ser desenvolvida por trabalhadores expostos ao risco ergonômico, com o agente de risco repetitividade; porém, outros fatores além do risco ocupacional contribuem para o surgimento da doença, como o aumento de peso, a idade, fatores hormonais, entre outros.

Grupo III

Doenças em que o trabalho é o provocador ou agravador de doença já latente ou preexistente. Por exemplo, dermatite de contato alérgica, que pode ser desenvolvida ou agravada por trabalhadores que já possuem predisposição a ter alterações de pele e seus anexos e que trabalham expostos a risco químico, biológico e físico, com agentes de riscos variados e repetitividade.

Entender e analisar o nexo causal entre trabalho e doenças ocupacionais é de suma importância para a promoção da saúde e segurança do trabalhador e para a prevenção de doenças relacionadas ao trabalho. Do mesmo modo, compreender e identificar os fatores de risco ocupacionais que podem levar ao surgimento dessas doenças nos permite desenvolver medidas preventivas e intervenções adequadas, visando a melhoria das condições de trabalho e o bem-estar dos trabalhadores, além de ser um tema de extrema relevância social e econômica, uma vez que as doenças ocupacionais geram impactos negativos tanto para os indivíduos quanto para as organizações. As doenças que entram nos grupos da Classificação de Schilling têm conceituação legal no âmbito do seguro de acidente de trabalho (SAT); elas impactam a taxa de contribuição das empresas para a Previdência Social, e sua ocorrência deve ser notificada segundo regulamentação na esfera da saúde, da Previdência Social e do trabalho.

Há evidências numéricas que comprovam a urgência do estabelecimento de nexo causal entre as condições de trabalho e as doenças ocupacionais e da adoção de cuidados de SST nas empresas. De acordo com o Observatório Digital de Saúde e Segurança do Trabalho – Smart Lab, de 2012 a 2022 foram notificados 6.774.543 acidentes. Desses, 25.492 foram a óbito, o que equivale a uma morte a cada 3 horas, 47 minutos e 3 segundos (Smart Lab, 2022). Esses números referem-se a todos os trabalhadores cujo atendimento pelo SUS foi lançado no Sistema Nacional de Agravos de Notificação (Sinan), que é alimentado por casos de doenças e agravos da lista nacional de doenças de notificação compulsória que ocorrem com trabalhadores que atuam em regime celetista e no âmbito do Regime Geral da Previdência

Social. Não são inclusos nesses dados, por ora, os servidores estatutários ou trabalhadores informais. Os agravos notificados são casos monitorados pela Vigilância em Saúde do Trabalhador do Ministério da Saúde, como: acidente de trabalho grave, acidente por animais peçonhentos, câncer relacionado ao trabalho, dermatoses ocupacionais, acidente de trabalho com exposição a material biológico, intoxicação exógena relacionada ao trabalho, LER/DORT, perda auditiva induzida por ruído relacionado ao trabalho (PAIR), pneumoconioses relacionadas ao trabalho e transtornos mentais relacionados ao trabalho.

Quando somamos o total de dias que as pessoas não trabalharam em virtude de afastamentos previdenciários acidentários, estima-se que foram perdidos 461.424.375 dias de trabalho. Esse número é a somatória de todos os dias de afastamento individualmente ocorridos – muitos, é claro, ao mesmo tempo, gerando um grande prejuízo para produtividade na economia formal. Os gastos do INSS nesse período somam-se a benefícios iniciados em anos anteriores, chegando a R$ 136.741.183.393,1 (ou seja, um real gasto a cada dois minutos).

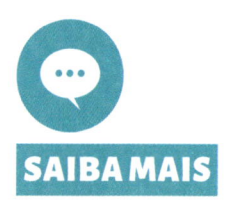

SAIBA MAIS

Conheça o Observatório Digital de Saúde e Segurança do Trabalho, uma ferramenta do Ministério do Trabalho e Emprego com o objetivo de facilitar o acesso a dados sobre a SST. Disponível em: https://smartlabbr.org/sst. Acesso em: 16 abr. 2024.

Notificação

De acordo com a legislação previdenciária, para os segurados do INSS, as doenças relacionadas ao trabalho são agravos que se equiparam a acidentes de trabalho, enquadrando-se na categoria de acidentes de trabalho atípicos. Não são consideradas doenças do trabalho: doenças degenerativas, doenças inerentes a grupos etários, doenças que não produzem incapacidade laborativa, doenças endêmicas adquiridas por segurado habitante de regiões em que elas se desenvolvam – exceto quando comprovado que é resultante de exposição ou contato direto determinado pela natureza do trabalho, como foi o caso da covid-19. Os acidentes de trabalho podem ser classificados como:

- **Acidente de trabalho típico:** é todo acidente que ocorre de forma imprevista no desenvolvimento das atividades laborais no ambiente e durante a jornada de trabalho, ou enquanto o trabalhador estiver à disposição da instituição, incluindo ocasião de descanso ou refeição, ou a serviço desta. Envolve situações como quedas, queimaduras, cortes, colisões, choques elétricos e outros eventos que resultam em lesões ou óbito.

- **Acidente de trabalho atípico:** são as doenças desenvolvidas como consequência da profissão ou das condições de trabalho, podendo este ser causa necessária para doenças específicas, fator de risco para doenças comuns, provocador ou agravador de distúrbio latente ou preexistente, conforme Classificação de Schilling. Essas doenças podem são causadas pela exposição a agentes de riscos ocupacionais presentes no ambiente de trabalho, como substâncias químicas, poeiras, ruídos, esforços repetitivos, entre outros. São exemplos de doenças ocupacionais: pneumoconioses, transtornos mentais relacionados ao trabalho, dermatites ocupacionais, perda auditiva induzida pelo ruído, entre outras.

- **Acidente de trajeto:** acontece quando um trabalhador sofre um acidente durante o percurso entre sua residência e o local de trabalho, ou vice-versa. Para ser considerado acidente de trajeto, é necessário que o trajeto seja o habitual ou que esteja relacionado às atividades profissionais do trabalhador, incluindo acidentes de trânsito envolvendo veículos próprios, transporte público ou até mesmo pedestres.

Para todos os tipos de acidentes de trabalho, obrigatoriamente deve ser realizado o registro da comunicação de acidente de trabalho (CAT), conforme previsto na legislação trabalhista e previdenciária. Atualmente, o processo de abertura é totalmente digitalizado e faz parte de um grupo de eventos obrigatórios dentro do processo de SST que devem enviados ao sistema eSocial. O código do evento que identifica a CAT no eSocial é S-2210. É de reponsabilidade da empresa informar o acidente até o dia útil seguinte. Caso o acidente resulte em óbito, a comunicação deve ser imediata. Se a empresa não cumprir com esta obrigação, a CAT pode ser registrada pela própria pessoa acidentada; por dependentes da pessoa acidentada; entidades sindicais; médicos(as) e/ou autoridades públicas.

Além da CAT, a Portaria GM/MS nº 5.201, de 15 de agosto de 2024, estabelece a obrigatoriedade da notificação compulsória de agravos à saúde do trabalhador em rede de serviços sentinela específica, no Sistema Único de Saúde (SUS), considerando a Rede Nacional de Atenção Integral à Saúde do Trabalhador (Renast) como responsável pela implementação da estratégia prioritária da Política Nacional de Saúde do Trabalhador no SUS. O objetivo é o fortalecimento da articulação e da transversalidade intrasetorial nas ações de atenção à saúde do trabalhador e nos distintos níveis de complexidade do SUS, com destaque para as interfaces com as vigilâncias epidemiológica, sanitária e ambiental.

A notificação compulsória de agravos à saúde do trabalhador é realizada por meio do preenchimento do instrumento de notificação compulsória (ou ficha de notificação), padronizado pelo Ministério da Saúde segundo o fluxo do Sinan. Com a disponibilidade dessas informações de maneira consistente e ágil, torna-se possível o desenvolvimento de ações de formação e qualificação dos trabalhadores do SUS para atender e cuidar dos trabalhadores de acordo com a sua situação de saúde, seu perfil e a ocorrência de agravos relacionados ao trabalho. Isso é feito com ações de orientação e intervenção nos ambientes e nas condições de trabalho, subsídio ao controle social desses agravos (em consonância com as diretrizes estabelecidas na Política de Educação Permanente para o SUS), além do desenvolvimento e da implementação da vigilância em saúde do trabalhador, articulada com a vigilância ambiental, sanitária e epidemiológica.

A CAT e a notificação compulsória de agravos à saúde do trabalhador são importantes ferramentas para o registro de informações epidemiológicas relacionadas à saúde e à segurança dos trabalhadores. Essa coleta de dados permite gerar informações epidemiológicas fundamentais para a formulação e implementação de políticas públicas de saúde ocupacional e para a intervenção rápida na prevenção de doenças ocupacionais, evitando que mais trabalhadores sejam afetados. Esses registros também permitem que os casos sejam acompanhados, de modo que se torna possível avaliar a efetividade das medidas de prevenção implementadas e identificar áreas que necessitam de melhorias e/ou novas estratégias.

A notificação dos agravos à saúde dos trabalhadores contribui para que eles tenham garantidos os seus direitos, como acesso a tratamento adequado, indenização por doenças ocupacionais e recebimento de auxílio previdenciário correto. A partir da comprovação do nexo causal entre o acidente ou doença e o trabalho, o trabalhador tem direito ao benefício auxílio-doença acidentário (B91). Caso não seja realizado ou comprovado o nexo, o benefício é o auxílio-doença comum (B31). O auxílio-doença acidentário apresenta algumas vantagens para o trabalhador em relação ao auxílio-doença, como:

- Não há necessidade de cumprimento de período de carência para o recebimento do auxílio-doença acidentário.

- Estabilidade de doze meses no emprego após a alta médica do INSS e o retorno ao trabalho.

- Depósito do FGTS mesmo durante o período do afastamento.

- Contagem do tempo de afastamento por auxílio-doença acidentário como tempo de aposentadoria.

- Possibilidade de receber auxílio-acidente, um benefício indenizatório ao qual o trabalhador tem direito quando o acidente de trabalho ou a doença ocupacional resultar em sequela que implique redução permanente da capacidade para o trabalhador realizar o que habitualmente exercia. A pessoa poderá voltar a trabalhar e continuar a receber esse auxílio.

Conforme a legislação previdenciária, caso a empresa não reconheça o nexo causal e/ou não notifique o agravo, o médico perito do INSS pode reverter a situação de B31 para B39 de acordo com o nexo técnico previdenciário (NTP). O acidente de trabalho será caracterizado tecnicamente pela perícia médica do INSS, mediante: a identificação do nexo entre o trabalho e o agravo; o exame clínico (físico e mental); os exames complementares, quando necessários; a coleta de dados sobre a história clínica e ocupacional do trabalhador, decisiva em qualquer diagnóstico e/ou investigação de nexo causal; e o estudo do local e da organização do trabalho. Para realizar essa constatação, se necessária perícia, o perito poderá ouvir testemunhas, efetuar pesquisas, realizar a vistoria do local de trabalho ou solicitar o PPP diretamente ao empregador para esclarecimento dos fatos (o acidente e a lesão). O NTP é subdivido em três tipos:

- **Nexo técnico profissional ou do trabalho (NTP/T):** verificação da existência da relação "agravo/exposição" ou "exposição/agravo", ou seja, quando há doença profissional ou do trabalho de acordo com as listas A e B do Anexo II do Decreto nº 3.048/1999.

- **Nexo técnico epidemiológico previdenciário (NTEP):** quando há relação no cruzamento do código da CNAE com o código da CID-10 e a presença na matriz do NTEP conforme a lista C do Anexo II do Decreto nº 3.048/1999.

- **Nexo técnico por doença equiparada a acidente do trabalho (NTDEAT):** quando há acidente típico, de trajeto e agravos equiparados a acidentes de trabalho, definidos pela Lei nº 8213/91, o estabelecimento do nexo é realizado após análise individual do caso, com o cruzamento de todos os elementos levados ao conhecimento do médico-perito da situação geradora da incapacidade e a anamnese.

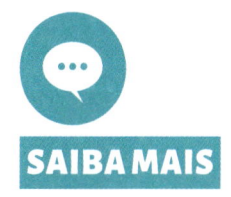

SAIBA MAIS

Acesse as listas A, B e C do Anexo II do Decreto no 3.048/1999 pelo link a seguir: https://www.planalto.gov.br/ccivil_03/decreto/D3048anexoii-iii-iv.htm. Acesso em: 16 out. 2024.

Com o estabelecimento de qualquer um dos três nexos será concedido para o segurado do INSS afastado por um período superior a quinze dias o benefício de natureza acidentária, não sendo exigida a vinculação de uma CAT ao benefício, embora isso não retire a obrigatoriedade de notificação dos agravos à saúde do trabalhador. Caso não haja a comprovação de nenhum dos nexos, o benefício será classificado como previdenciário, e se a empresa contestar a reversão do quadro B31 para B91, cabe a ela a produção de provas, reforçando a importância dos profissionais da enfermagem do trabalho e do SESMT em documentar e evidenciar todas as ações de SST realizadas na empresa.

Como minimizar os casos de acidentes e doenças relacionadas ao trabalho?

Saúde do Trabalhador – empresa firma Termo (TAC) com MPT para implementar Programa de Gerenciamento de Riscos ocupacionais

Prazo para implementação do Programa em cada canteiro de obras foi fixado em 90 dias corridos

A resposta é: por meio do gerenciamento de riscos ocupacionais, principal estratégia de redução de acidentes e doenças ocupacionais, com a identificação dos riscos e perigos presentes no ambiente de trabalho e o desenvolvimento de estratégias para mitigá-los, em conformidade legal com regulamentações e normas regulamentadoras de saúde e segurança ocupacional.

GERENCIAMENTO DE RISCOS OCUPACIONAIS (GRO)

O gerenciamento de riscos ocupacionais (GRO) é um conjunto de práticas e estratégias coordenadas de prevenção adotadas por organizações para identificar, avaliar e controlar os riscos associados às atividades laborais, visando garantir o gerenciamento dos riscos ocupacionais e a proteção da saúde e segurança dos trabalhadores, e não para a caracterização de atividades ou operações insalubres ou perigosas, para as quais devem ser aplicadas as diretrizes da NR-15 – Atividades e operações insalubres; e da NR-16 – Atividades e operações perigosas. O GRO deve constituir um programa de gerenciamento de riscos (PGR), que pode ser implementado por unidade operacional, setor ou atividade, sendo obrigatório de acordo com a NR-01 – Disposições Gerais e Gerenciamento de Riscos Ocupacionais, que entrou em vigor a partir de 3 de janeiro de 2022. As práticas do GRO devem seguir as premissas de eliminação dos perigos, quando possível. Caso contrário, será necessário reduzir a exposição dos trabalhadores aos riscos e controlar o tempo de exposição, além de fazer o monitoramento biológico dos trabalhadores, seguindo os passos da hierarquia dos controles de riscos.

Figura 3.1 – Hierarquia de controle de riscos

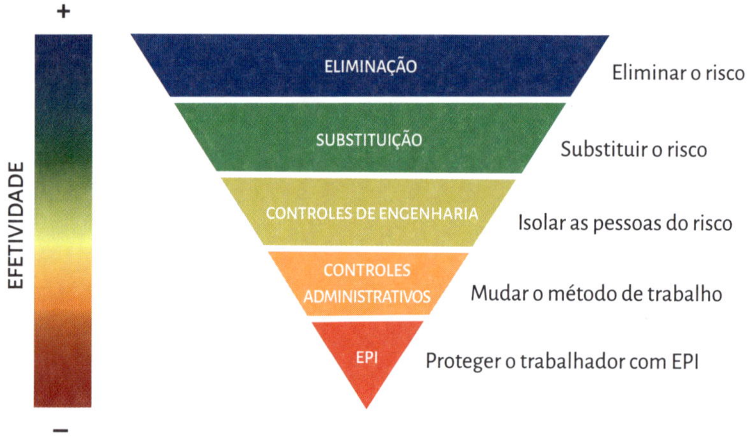

- ELIMINAÇÃO — Eliminar o risco
- SUBSTITUIÇÃO — Substituir o risco
- CONTROLES DE ENGENHARIA — Isolar as pessoas do risco
- CONTROLES ADMINISTRATIVOS — Mudar o método de trabalho
- EPI — Proteger o trabalhador com EPI

Fonte: adaptado de CDC (2024).

O PGR é a materialização do processo de GRO, e deve contemplar ou estar integrado com planos, programas e outros documentos previstos na legislação de segurança e saúde no trabalho, visando a melhoria contínua das condições de exposição dos trabalhadores por meio de ações multidisciplinares e sistematizadas.

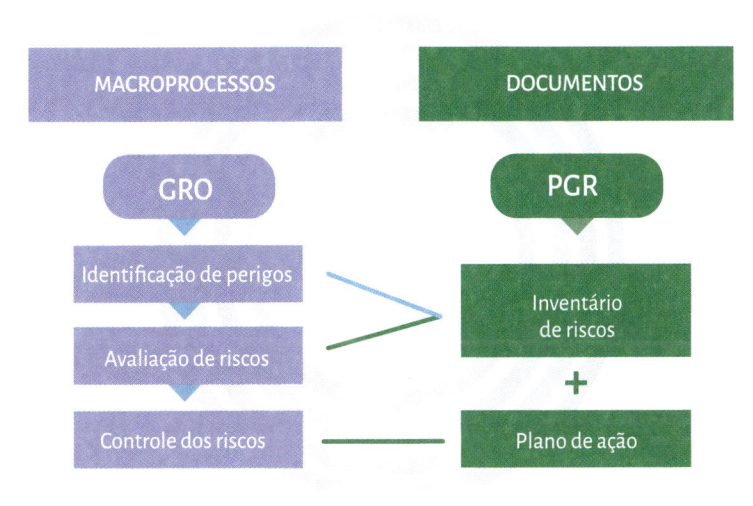

Figura 3.2 – Programa de Gerenciamento de Riscos (PGR)

```
MACROPROCESSOS                    DOCUMENTOS

      GRO                              PGR

Identificação de perigos
                                   Inventário
                                   de riscos
Avaliação de riscos
                                        +

Controle dos riscos                Plano de ação
```

Fonte: adaptado de Brasil (2023j).

Os dois documentos obrigatórios que devem conter o PGR são o inventário de riscos ocupacionais e o plano de ação.

Inventário de riscos ocupacionais

Compreende a identificação e descrição de perigos, suas fontes ou circunstâncias; avaliação e classificação dos riscos ocupacionais com dados da análise preliminar ou do monitoramento das exposições a agentes físicos, químicos e biológicos; e os resultados da avaliação de ergonômica conforme a NR-17, com indicação de grupos de trabalhadores sujeitos a esses riscos, caracterização dos processos, ambientes e atividades de trabalho, e levantamento de possíveis lesões ou agravos à saúde dos trabalhadores. Conforme determinado pela NR-01, o inventário deve ser mantido atualizado, com os históricos de todas as atualizações guardados por um período mínimo de vinte anos ou pelo período estabelecido em normatização específica. As empresas devem garantir a avaliação dos riscos relativos aos perigos identificados nos estabelecimentos, sendo risco a combinação das consequências de um evento e a probabilidade de sua ocorrência (probabilidade × severidade), e perigo uma situação com probabilidade de causar dano. A organização deve selecionar técnicas e ferramentas para a gradação da severidade das lesões e agravos à saúde levando em consideração a magnitude da consequência e o número possível de trabalhadores afetados, os requisitos estabelecidos nas NRs, as medidas de prevenção implementadas, as exigências da atividade de trabalho, e a comparação do perfil de exposição ocupacional com valores de referência estabelecidos na NR-09 – Avaliação e Controle das Exposições Ocupacionais a Agentes Físicos, Químicos e Biológicos.

A avaliação de riscos é um processo contínuo, devendo ser revisto a cada dois ou três anos caso a empresa tenha certificações em sistema de gestão de SST como a ISO 45001, ou sempre que forem constatadas inadequações, insuficiências ou ineficácias das medidas de prevenção, com ocorrência de acidentes ou doenças relacionadas ao trabalho, para avaliação de riscos residuais após a implementação de novas medidas de prevenção, de inovações e modificações nas tecnologias, ambientes, processos, condições, procedimentos e organização do trabalho que possibilitem o surgimento de novos riscos ou modifiquem os riscos existentes, ou ainda quando houver mudança nos requisitos legais aplicáveis.

Uma das ferramentas que podem ser utilizadas pelas organizações para evidenciar as chances de riscos acontecerem, traçando a probabilidade de cada um e o dimensionamento das ações para seu controle, é a matriz de risco (ou matriz de probabilidade), que utiliza a lógica de aplicação da análise do cruzamento entre probabilidade × severidade, utilizando modelos predefinidos, como o da American Industrial Hygiene Association (AIHA), e da BS 8800, ou até modelos personalizados e únicos utilizados por cada organização e profissionais de SST que atendam às necessidades de controle. Em todos os casos, é necessário atentar-se para três itens importantes: severidade (de negligenciável a crítico); exposição (de diariamente a raras vezes) e probabilidade (de improvável a frequente), geralmente contendo até 5 gradações, em que a gradação 1 seria negligenciável e 5, crítico.

Plano de ação

É um documento que mostra em detalhes as medidas de prevenção que devem ser introduzidas, aprimoradas ou mantidas, de modo a eliminar, reduzir ou controlar os riscos ocupacionais reconhecidos no inventário de riscos ocupacionais, com um cronograma de ação. Por se tratar de um plano com foco na melhoria contínua dos processos e ações de SST para gerenciamento dos riscos ocupacionais, o formato de desenvolvimento se encaixa na metodologia do ciclo PDCA (plan, do, check, act), uma vez que garante que o PGR seja adaptativo e eficaz na identificação, avaliação e mitigação dos riscos que afetam a saúde e segurança dos trabalhadores. Esse processo, por ser cíclico, acelera o processo de identificação da causa dos problemas, a proposição de soluções e a tomada de decisões, encontrando novos resultados e otimizando as ações. Pode ser aplicado da seguinte forma:

- **Plan (planejar):** nessa fase, são definidos os objetivos do PGR, identificados os riscos potenciais e elaborados os planos para mitigá-los, com a análise detalhada dos riscos específicos que podem afetar o programa, bem como a definição de estratégias para lidar com eles. Durante o planejamento, uma ferramenta de gestão comumente utilizada entre os integrantes do SESMT é a 5W2H, que otimiza o planejamento e execução das atividades de SST, respondendo a sete perguntas:

Quadro 3.2 – 5W2H

5W2H		
	What (o quê)	Define claramente o que será feito no plano, estabelecendo objetivos e metas específicos.
	Why (por quê)	Explica a razão pela qual o plano está sendo implementado, delineando os benefícios esperados e os problemas que serão resolvidos.
	Where (onde)	Identifica o local onde as atividades serão realizadas, seja dentro da organização ou em locais externos.
	When (quando)	Determina o cronograma para a implementação do plano, definindo prazos e datas para cada etapa.
	Who (quem)	Especifica quem será responsável por cada atividade dentro do plano, atribuindo tarefas e papéis claros.
	How (como)	Descreve o método ou os procedimentos que serão utilizados para executar as atividades planejadas.
	How much (quanto custa)	Calcula o custo estimado para a implementação do plano, incluindo os recursos financeiros, materiais e humanos necessários.

A utilização da ferramenta de gestão 5W2H não é obrigatória, porém seu uso garante uma estrutura sólida para o planejamento e a execução de projetos ou iniciativas, garantindo que todas as áreas relevantes sejam consideradas e que as atividades sejam realizadas de forma eficiente e eficaz. Quando combinado com o ciclo PDCA, ajuda no planejamento, na implementação e no acompanhamento sistemático das ações de melhorias com foco nos resultados desejados, que é o gerenciamento dos riscos ocupacionais.

- **Do (fazer):** o plano de ação elaborado na fase de planejamento é executado, com a implementação de medidas de segurança, treinamento de pessoal, adoção de tecnologias específicas e outras ações necessárias para reduzir os riscos identificados.

- **Check (verificar):** nesta etapa, é avaliada a eficácia das medidas implementadas (com a realização de auditorias internas e externas), é realizado o monitoramento contínuo de indicadores de desempenho e feita a coleta de feedback dos envolvidos no programa de gerenciamento de riscos.

- **Act (agir):** com base nos resultados da verificação, são tomadas medidas corretivas e preventivas conforme necessidade e, caso as medidas implementadas sejam eficazes, deve-se padronizá-las e integrá-las ao processo. Assim, se houver lacunas ou áreas para serem desenvolvidas e/ou otimizadas, o plano deve ser reajustado e o ciclo, reiniciado, com foco na melhoria contínua.

Figura 3.3 – Ciclo PDCA

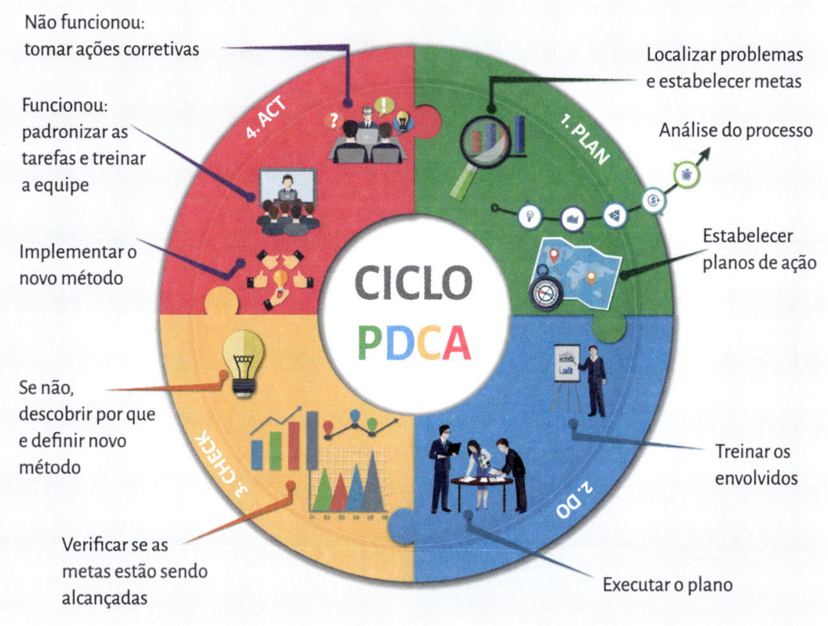

Fonte: adaptado de Silveira (2023).

O PGR pode ser atendido por sistemas de gestão, devendo contemplar ou estar integrado com planos, programas e outros documentos previstos na legislação de segurança e saúde do trabalho e demais NRs, sendo responsabilidade da organização elaborar os documentos integrantes do PGR que, impreterivelmente, deverão estar datados e assinados, e sempre disponíveis aos trabalhadores interessados ou aos seus representantes e à inspeção do trabalho.

A organização deve implementar medidas de prevenção destinadas a eliminar, reduzir ou controlar os riscos presentes nos ambientes de trabalho sempre que as exigências estabelecidas nas normas regulamentadoras e na legislação vigente assim determinarem, ou quando a classificação dos riscos ocupacionais indicar essa necessidade, sendo imprescindível adotar tais medidas quando houver evidências, comprovadas por meio do controle médico da saúde, de associação entre as lesões ou os danos à saúde dos trabalhadores e os riscos identificados nos locais de trabalho.

Caso a organização comprove a inviabilidade técnica da utilização de medidas de proteção coletiva, ou quando estas não forem suficientes, estiverem em fase de estudo, planejamento ou implantação, ou ainda, se tornarem necessárias de forma complementar ou emergencial, devem ser adotadas outras medidas de prevenção. Nesse contexto, deve-se obedecer à hierarquia de controle de risco, priorizando inicialmente medidas de caráter administrativo ou organizacional do trabalho e, em seguida, recorrendo à utilização de equipamentos de proteção individual (EPI). É fundamental que a implantação das medidas de prevenção seja acompanhada pela devida informação aos trabalhadores, fornecendo orientações claras sobre os procedimentos a serem adotados e as limitações das medidas de prevenção implementadas. Isso é essencial para garantir a compreensão e a adesão dos trabalhadores às medidas de segurança e saúde no trabalho. Além disso, a organização deve disponibilizar meios para consultar os trabalhadores quanto à percepção de riscos ocupacionais. A Comissão Interna de Prevenção de Acidentes e de Assédio (CIPA), estabelecida pela NR-05, é uma aliada dos profissionais do SESMT na coleta das informações e no processo de promoção à saúde e segurança dos trabalhadores e do plano de ação do PGR.

Existe ligação entre o PGR e os programas de saúde ocupacional?

CANPAT 2020
Nova NR-07 promove interação do PGR com o PCMSO
Live Canpat 2020 sobre o Programa de Controle Médico de Saúde Ocupacional conta com participação de pesquisadores da Fundacentro

Se você respondeu que sim, a resposta está correta! O PGR, além de focar nas ações de avaliação, identificação, mapeamento e controle dos riscos ocupacionais, serve de base para elaboração do Programa de Controle Médico de Saúde Ocupacional (PCMSO) determinado pela NR-07, cujo foco é a promoção da saúde e a prevenção de doenças relacionadas ao trabalho, englobando uma série de iniciativas coordenadas, como a realização de exames médicos ocupacionais, avaliações clínicas, monitoramento da saúde dos trabalhadores, avaliações e análises epidemiológicas e das condições de trabalho, ou seja, não há como pensar em programas de saúde ocupacional sem pensar nos programas de segurança do trabalho e vice-versa. Essa interligação na gestão da saúde e segurança no trabalho está cada dia mais consolidada com a modernização que as normas regulamentadoras vêm passado nos últimos anos, como podemos constatar na manchete anterior.

PROGRAMA DE CONTROLE MÉDICO DE SAÚDE OCUPACIONAL (PCMSO)

O Programa de Controle Médico de Saúde Ocupacional (PCMSO) é regulamentado pela NR-07, que estabelece diretrizes e requisitos para o desenvolvimento de ações de proteção e prevenção da saúde dos trabalhadores em relação aos riscos ocupacionais aos quais estão expostos, conforme avaliação de riscos do PGR da organização. Essas informações são utilizadas para direcionar as ações preventivas de saúde e para definir os exames médicos complementares necessários para monitorar a saúde dos trabalhadores em relação a esses riscos. Consequentemente, as ações do PCMSO validam ou não a eficácia das medidas de gerenciamento de risco adotadas na organização. Caso o médico responsável pelo programa encontre inconsistências no inventário de riscos, este deve ser informado e reavaliado em conjunto com os responsáveis pelo PGR.

A implementação do PCMSO é obrigatória a organizações e órgãos públicos da administração direta e indireta, bem como a órgãos dos poderes Legislativo e Judiciário e ao Ministério Público que possuam empregados regidos pela CLT, ficando dispensadas as empresas de pequeno porte, os microempreendedores individuais e as microempresas (caso possuam grau de risco 1 ou 2, ou se as atividades dos trabalhadores não apresentarem os riscos ocupacionais decorrentes da exposição a agentes físicos, químicos, biológicos ou relacionados a fatores ergonômicos identificados e classificados pelo PGR), porém, isso não as exime de realizar e custear aos trabalhadores os exames médicos ocupacionais admissionais, demissionais e periódicos previstos pela NR-07, com emissão do atestado de saúde ocupacional (ASO). A organização é a responsável por informar ao médico do trabalho ou ao SESMT que está dispensada da elaboração do PCMSO, de acordo com a NR-01.

O PCMSO é um conjunto organizado de atividades planejadas voltadas ao acompanhamento contínuo da saúde holística dos trabalhadores. Deve ter obrigatoriamente um médico responsável, preferencialmente um médico do trabalho, mas na inexistência de especialistas na localidade, a organização pode contratar um médico de outra especialidade que vai trabalhar em conjunto com a equipe multidisciplinar de saúde (em especial, a enfermagem do trabalho) para desenvolver e planejar o programa e colocar em prática as ações de vigilância passiva da saúde ocupacional.

O PCMSO não é meramente a realização de exames médicos de maneira isolada. Sua execução completa requer o comprometimento e sincronismo da equipe de saúde do trabalhador, o que possibilita:

- Definir a aptidão de cada trabalhador para desempenhar suas funções e tarefas específicas.

- Realizar a identificação precoce e o monitoramento da saúde dos trabalhadores que possivelmente desenvolveram alguns danos à saúde relacionados ao trabalho.

- Detectar exposições excessivas de trabalhadores a agentes nocivos no ambiente de trabalho, dando subsídio à implementação e ao monitoramento da eficácia das medidas de prevenção adotadas pela organização.

- Auxiliar na realização de análises epidemiológicas e estatísticas sobre danos à saúde do trabalhador e sua relação com os riscos ocupacionais, servindo de apoio para as decisões relacionadas à abertura de CAT e à notificação de danos à saúde relacionados ao trabalho.

- Subsidiar o trabalhador caso seja necessário seu afastamento de situações de trabalho que podem afetar sua saúde; auxiliar no encaminhamento de trabalhadores ao sistema de Previdência Social quando houver afastamento do trabalho superior a quinze dias, para avaliação de incapacidade e definição da conduta previdenciária.

Essa conduta possibilita o recebimento do benefício previdenciário adequado para o caso – B91, se for constatado o nexo causal. Esses dados auxiliam a Previdência Social no desenvolvimento de ações de reabilitação e readaptação profissional.

- Controlar a imunização ativa dos trabalhadores, relacionada a riscos ocupacionais, conforme recomendação do Ministério da Saúde.

Para o monitoramento da saúde dos trabalhadores, devem ser realizados exames médicos obrigatórios, que compreendem exames clínicos e complementares, realizados de acordo com as especificações da NR-07 e demais normas, a critério do médico responsável. Podem ser realizados outros exames complementares além dos determinados pelas normas, desde que relacionados aos riscos ocupacionais classificados no PGR e tecnicamente justificados no PCMSO. Os trabalhadores devem ser informados, durante o exame clínico, sobre a necessidade de realização dos exames complementares e o significado dos resultados de tais exames. Os exames clínicos ocupacionais devem obedecer a periodicidade definida na norma, sendo eles:

- **Admissional:** deve ser realizado antes que o trabalhador assuma sua atividade laboral. Caso seja indicada no PCMSO a realização de exames complementares conforme o risco ocupacional ao qual o trabalhador será exposto, o médico responsável poderá aceitar exames realizados pelos trabalhadores nos últimos noventa dias, exceto quando definidos prazos diferentes nos anexos da NR-07.

- **Periódico:** deve ser realizado anualmente ou em intervalos menores, caso o médico responsável determine, em trabalhadores expostos a riscos ocupacionais identificados e classificados no PGR e em portadores de doenças crônicas que aumentem a suscetibilidade a tais riscos, e bienalmente para os demais trabalhadores. Para trabalhadores expostos a condições hiperbáricas, o atestado de aptidão possui validade de seis meses.

- **Retorno ao trabalho:** deve ser realizado caso o trabalhador fique ausente por período igual ou superior a trinta dias por motivo de doença ou acidente, de natureza ocupacional ou não. O exame clínico para constatar a aptidão ao trabalho é obrigatoriamente realizado antes que o trabalhador reassuma suas funções.

- **Mudança de riscos ocupacionais:** realizado antes da data da mudança, sempre que houver alteração do risco a que o trabalhador ficará exposto, independentemente de ocorrer ou não mudança de função.

- **Demissional:** deve ser realizado em até dez dias contados do término do contrato, sendo sua realização desobrigada caso o trabalhador tenha realizado o admissional, periódico, de mudança de risco ou de retorno ao trabalho há menos de 135 dias, para as organizações graus de risco 1 e 2, e há menos de 90 dias, para as organizações graus de risco 3 e 4.

Após a realização dos exames clínicos ocupacionais, o médico emitirá o atestado de saúde ocupacional (ASO), que deve ser disponibilizado ao trabalhador por meio digital e físico. Quando solicitado, o trabalhador deverá receber os resultados dos exames complementares. Para cada trabalhador, as informações dos exames clínicos e complementares deverão ser registrados em um prontuário do trabalhador, que pode ser eletrônico, desde que atendidas as exigências do Conselho Federal de Medicina, e que fique sob a responsabilidade do médico responsável pelo PCMSO. No caso das empresas que são dispensadas da realização do PCMSO, o prontuário ficará sob a responsabilidade do médico que executou o exame.

O prontuário deve ser mantido pelas organizações por, no mínimo, vinte anos após o desligamento do trabalhador, exceto em caso de previsão diversa constante nos anexos da NR-07. No caso de trabalhadores expostos a substâncias químicas cancerígenas, os prontuários devem ser mantidos por um período mínimo de quarenta anos após seu desligamento; já para trabalhadores que atuam expostos a radiações ionizantes, os prontuários devem ser mantidos até o profissional completar 75 anos e, pelo menos, por período mínimo de trinta anos após o seu desligamento.

O resultado dos exames clínicos e complementares e o prontuário dos trabalhadores dão subsídios para elaboração anual do relatório analítico do programa vigente, uma ferramenta estratégica de gestão de saúde do trabalhador que deve ser utilizada e elaborada pelo médico responsável do PCMSO com o auxílio dos profissionais da enfermagem do trabalho. Esse relatório deve ser apresentado e discutido com os responsáveis pela segurança e saúde no trabalho da organização, incluindo a CIPA (quando existente). O documento pode ser elaborado em qualquer formato, preferencialmente em planilhas, que devem conter obrigatoriamente o número de exames clínicos e complementares realizados, assim como os dados estatísticos de resultados anormais dos exames complementares, categorizados por tipo de exame e por unidade operacional, setor ou função; incidência e prevalência de doenças relacionadas ao trabalho, categorizadas por unidade operacional, setor ou função; informações sobre o número, tipo de eventos e doenças informadas nos documentos de comunicação de acidente de trabalho (CAT) emitidos pela organização, referentes a seus empregados; além da análise comparativa em relação ao relatório anterior e discussão sobre as variações nos resultados.

As informações contidas no relatório fornecem dados claros sobre a eficácia ou não da gestão de segurança e saúde ocupacional, pois simplificam a visualização e a análise das informações por parte dos auditores fiscais do trabalho e demais interessados na empresa, indicando onde é necessário melhorar, ampliar e aplicar medidas mais eficazes. Isso impacta diretamente o processo de controle dos riscos ocupacionais do GRO e consolida cada vez mais a necessidade de sincronismo das ações de todos os profissionais da equipe multidisciplinar de saúde e segurança do trabalhador, da Comissão Interna de Prevenção de Acidente e Assédio, com o apoio da gestão das empresas, criando e fortalecendo a cultura de saúde e segurança.

PARA REFLETIR

As legislações brasileiras como a CLT e as normas regulamentadoras como a NR-01 definem a obrigatoriedade da responsabilidade compartilhada entre empresa contratante e contratada nas ações de gestão da saúde e segurança dos trabalhadores, devendo ambas as partes assegurar condições saudáveis no ambiente de trabalho. Essa integração é fundamental para garantir que todas as partes envolvidas em um contrato de prestação de serviços contribuam para a prevenção de acidentes e doenças ocupacionais, compartilhem informações sobre os riscos ocupacionais, possíveis impactos na saúde e segurança do trabalhador, e quais as ações de mitigação implementadas. A NR-01 determina que as empresas contratantes incluam medidas de prevenção para os trabalhadores das empresas contratadas, sendo uma dessas ações na prática o monitoramento da saúde dos terceirizados, com a verificação se a empresa contratada cumpre com todas as obrigatoriedades da NR-07 e demais normas e legislações, a realização do controle de ASOs e o controle vacinal (quando aplicável) e, se acordado em contrato, a realização de ações de promoção, proteção e prevenção de saúde que envolvam os trabalhadores terceirizados.

DESAFIO

Exercício de gestão de saúde

Baseando-se na análise das diretrizes do PCMSO, seus impactos na saúde e na segurança do trabalhador e sua relação com o GRO e PGR, imagine que você é um profissional da enfermagem do trabalho e está participando do processo de implementação da Maternidade Catarina Health (MCH), que possui CNAE principal 86.10-1 e grau de risco 3. A MCH será um centro obstétrico de alto padrão com 10.000 m², 143 leitos, entre gerais, intensivos e semi-intensivos neonatais, além de 70 suítes de luxo, pronto-socorro obstétrico e neonatal, centro cirúrgico e centro de diagnóstico, todos equipados com tecnologia hospitalar de última geração, contando com inteligência artificial e robótica para automatização dos processos.

Participar do processo de admissão é uma das suas atribuições, e nessa primeira etapa de contratação, estão contemplados os auxiliares de limpeza, com classificação brasileira de ocupações (CBO) 5143-20, que possuem média de idade de 30 anos, 90% são mulheres, frequentemente com sobrepeso, fumantes, sedentárias, com baixo nível de escolaridade e experiência prévia na área. No admissional, é seguido o que está determinado no PCMSO vigente, que foi elaborado pelo médico do trabalho responsável pelo programa em conjunto com a equipe de enfermagem do trabalho, levando em consideração as normas regulamentadoras, GRO e PGR, riscos e agentes de riscos ocupacionais, nexo causal, perfil epidemiológico dos trabalhadores e as características e necessidades da empresa.

Por ser uma maternidade de alto padrão, com clientes exigentes, um dos seus diferenciais, além do projeto moderno e arrojado, é o zelo no cuidado com a saúde e segurança de todos os trabalhadores. Por isso, a maternidade irá além de apenas atender às legislações referentes à saúde e à segurança do trabalhador.

Apesar de possuírem, em sua maioria, experiência prévia na área, os profissionais que estão sendo admitidos não atuavam em empresas que tinham esse cuidado com a saúde e segurança integral, e relatam que, por muitas vezes, se sentiam invisíveis ao longo da sua prática e vivência laboral, o que afetava sua vida profissional e pessoal, além da sua saúde física e mental. Sendo assim, não entendiam por que para serem admitidos e iniciarem seu trabalho na MCII teriam que fazer uma série de exames complementares, responder às perguntas referentes às questões biopsicosocioespirituais realizadas na anamnese ocupacional, participar de treinamentos e qualificações de saúde e segurança e até mesmo se vacinar, ou seja, nunca imaginaram ser vistos e cuidados desta forma no trabalho.

Considerando o caso acima, reflita e analise as seguintes questões:

- A quais riscos e agentes de riscos ocupacionais os trabalhadores estarão expostos?

- Quais doenças profissionais e do trabalho (incluindo transtornos mentais e doenças crônicas não transmissíveis) eles podem desenvolver?

- Quais ações preventivas, de promoção e de acompanhamento indicadas para esses trabalhadores minimizariam os riscos ocupacionais e, consequentemente, os acidentes e as doenças profissionais e do trabalho, com enfoque na saúde holística do trabalhador?

- Como as ações de saúde e segurança podem impactar a vida dos trabalhadores e a produtividade da empresa?

Agora vamos sistematizar essas informações em um painel de informações, físico ou digital. Sugerimos utilizar a planilha a seguir como base. Na coluna "Agravos e descrição", descreva os principais sinais e sintomas do quadro e a sua evolução.

CARGO	CBO	RISCO OCUPACIONAL	AGENTE DE RISCO	AGRAVOS (B91) E DESCRIÇÃO	EXAME MÉDICO COMPLEMENTAR	PERIODICIDADE	MEDIDAS DE CONTROLE (SST)
Auxiliar de limpeza	5143-20						

INSIGHT PREVENCIONISTA

Como constatamos ao longo deste capítulo, o processo de gerenciamento de saúde e segurança do trabalhador é algo que exige estudo, planejamento e dedicação. Para prevenir acidentes, doenças profissionais e do trabalho, precisamos correlacionar riscos ocupacionais, nexos de causalidade, programas de saúde e segurança do trabalhador, programas e ações de saúde pública, legislações, conhecimentos do processo saúde-doença, dados epidemiológicos estáticos. Esse gerenciamento não é uma ação única, isolada ou individualizada, envolve inúmeros fatores e profissionais, requer o apoio das lideranças das organizações e o engajamento dos trabalhadores para que aquilo que está sendo aplicado faça sentido e então eles se comprometam de fato com sua saúde e segurança. Quando esse processo é realizado de maneira completa, buscando a melhoria contínua, com integração entre as áreas e de todos os atores envolvidos nessa jornada, todos ganham: trabalhadores, empregadores, governo e a sociedade de uma maneira geral, afinal, estamos gerenciando a vida biopsicosocioespiritual das pessoas. Vamos nos engajar!

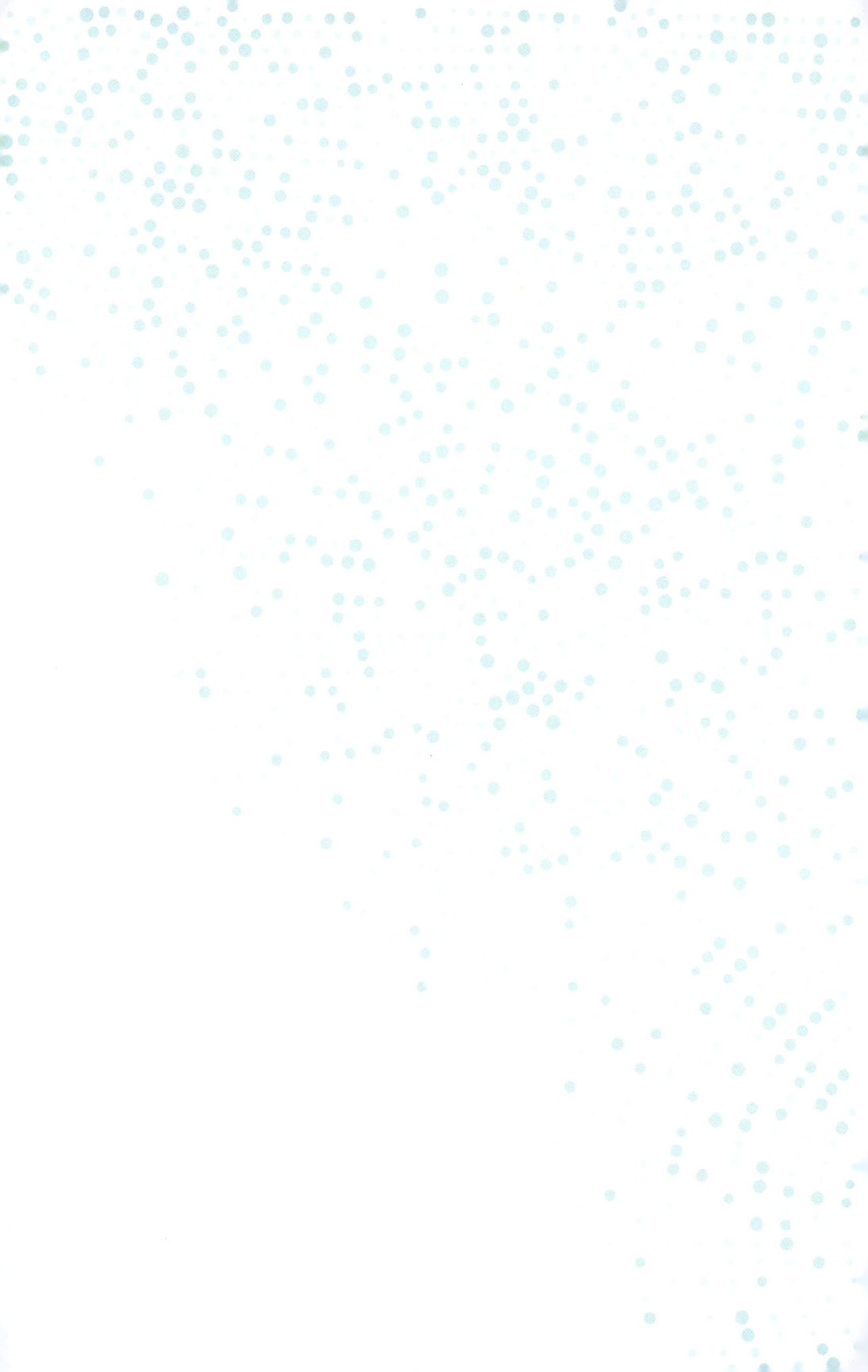

Capítulo 4

Ações de saúde do trabalhador

As ações de saúde do trabalhador devem ter enfoque na proposta hegemônica assistencialista?

Saúde recreativa: a tendência de mercado abraçada por empresas como Cacau Show, Danone e Fini

Para além dos produtos que oferecem, empresas estão apostando em ações criativas para levar bem-estar aos seus clientes e funcionários

Muito pelo contrário, caro leitor! Essa visão contradiz todos os avanços que tivemos em relação à saúde e segurança do trabalhador. Como podemos ver na manchete anterior, cada vez mais empresas estão investindo em programas e ações de qualidade de vida que visam a promoção da saúde holística do trabalhador, afinal, é ao trabalho que as pessoas dedicam maior parte do seu dia, não somente na execução, mas durante a preparação para a jornada de trabalho, além do transporte de ida e volta ao local. Se somarmos todas essas atividades, essas pessoas dedicam mais da metade do seu dia ao trabalho.

PROGRAMAS DE SAÚDE DO TRABALHADOR (PSTs)

Quando falamos das ações voltadas à saúde do trabalhador, devemos utilizar o Programa de Controle Médico de Saúde Ocupacional vigente de cada organização como principal instrumento norteador (porém, não único), não somente para cumprir uma obrigatoriedade legal da NR-07 e relações vigentes, mas porque o PCMSO oferece subsídio para a implantação e o monitoramento da eficácia das medidas de prevenção adotadas na organização, sendo assim é a matriz de todos os outros programas voltados à saúde do trabalhador que forem desenvolvidos.

Os programas de saúde do trabalhador devem visar não somente o cumprimento de leis, decretos, normas regulamentadoras e políticas públicas, mas também a promoção, prevenção e proteção da saúde integral dos trabalhadores, gerando impactos positivos reais na qualidade de vida no trabalho (QVT), algo que não pode ser minimizado ou confundido com políticas de benefícios nem com atividades pontuais recreativas de descompressão, ações e/ou campanhas isoladas. Ações pontuais são importantes, porém, se forem realizadas eventualmente, sem estudo e de forma genérica, não trarão benefícios reais à saúde do trabalhador. Atividades e programas como esses devem ser planejados e contínuos, com uma série de programas relacionados ao PCMSO vigente, com indicadores de saúde que forneçam dados numéricos ou parâmetros como: diminuição da taxa de incidência por doenças relacionadas ao trabalho, de afastamento e absenteísmo, aumento da participação dos trabalhadores em programas de saúde e bem-estar, melhora do clima organizacional, entre outros. A equipe de saúde do trabalhador deve fazer a medição, o monitoramento e a análise constante dos resultados a fim de avaliar sua eficácia e realizar melhoria contínua.

Os PSTs devem ser bem estruturados e planejados de acordo com os riscos ocupacionais, o perfil epidemiológico, e entendendo que os trabalhadores são seres integrais (biopsicosocioespirituais), singulares e diversos. Somente levando em consideração que esses fatores estão interligados poderemos promover de fato um ambiente laboral mais saudável, seguro, diverso e inclusivo, onde o trabalhador é respeitado e visto como o bem mais precioso e importante das organizações, afinal, sem ele não há produção nem lucratividade.

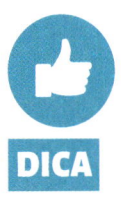

> 👍 **DICA**
>
> As ferramentas de gestão 5W2H, análise SWOT, canvas e ciclo PDCA contribuem para otimizar o planejamento e execução dos PSTs.

Para que os programas e as ações de saúde do trabalhador sejam implementados com sucesso é necessária a integração da equipe de saúde do trabalhador na aplicação de conhecimentos para o desenvolvimento e no comprometimento com a melhoria contínua do processo, com o apoio das lideranças e o engajamento do empregador e dos empregados. Como vimos nos capítulos anteriores, o cuidado com a saúde e segurança do trabalhador vai além de práticas adotadas de acordo com a hierarquia de controle de riscos e realização de exames ocupacionais.

Imagine essa situação: um motorista de transporte público trabalha com os melhores e mais modernos veículos. A empresa em que ele atua realiza os exames ocupacionais de acordo com a periodicidade prevista pela norma, além de vez ou outra organizar campanhas de saúde, mas não oferece condições e/ou orientação sobre uma alimentação balanceada, o que pode ser um fator determinante para a ocorrência de acidentes com impactos não somente para o trabalhador, mas também para terceiros. Um motorista que não se alimenta de maneira adequada pode eventualmente apresentar um episódio de hipoglicemia, que gera confusão mental e alterações do nível de consciência, podendo levar a colisões, atropelamento de pedestres, graves lesões e até óbito do trabalhador e/ou passageiros, consequências gravíssimas para o trabalhador, a empresa e a sociedade. Quando pensamos nos impactos de uma alimentação irregular na vida desse trabalhador e os danos que ela pode causar, não falamos somente sobre a possibilidade de um acidente, mas sobre o aumento da probabilidade de se desenvolver uma série de doenças crônicas não comunicáveis que afetarão diretamente a produtividade, a presença e o engajamento no trabalho, além de causar danos transitórios ou permanentes na saúde física, mental, social e financeira.

Questões como essa só enfatizam a importância de se basear os programas de saúde do trabalhador em um olhar holístico em relação à saúde do trabalhador, considerando o bem-estar físico, mental e social como fatores que não podem ser dissociados quando pensamos em trabalhadores seguros e saudáveis. A seguir, vamos conhecer os principais programas de saúde do trabalhador.

Programa de Alimentação do Trabalhador (PAT)

Esse programa foi primeiramente instituído pela Lei nº 6.321, de 14 de abril de 1976 e, atualmente, encontra-se regulamentado pelo Decreto nº 10.854, de 10 de novembro de 2021, com instruções complementares estabelecidas pela Portaria MTP/GM nº 672, de 8 de novembro de 2021, e pela Instrução Normativa MTP nº 2, de 8 de novembro de 2021. Sua adesão por parte das organizações é voluntária, por meio da concessão de incentivos fiscais para as empresas que aderem ao programa. Além desse benefício, o PAT garante a melhoria das condições nutricionais dos trabalhadores, visando a promoção de sua saúde e a prevenção das doenças profissionais. O empregador pode atender aos trabalhadores em diversas modalidades, podendo adotar mais de uma, se necessário, por meio de:

- **Serviço próprio:** a organização se responsabiliza pela seleção e aquisição de gêneros alimentícios, que podem ser servidos aos trabalhadores em refeições a serem preparadas sob supervisão e responsabilidade de um nutricionista e/ou nutrólogo, que deverá estar em contato contínuo com a equipe de saúde do trabalhador para entender as particularidades de cada trabalho e assim balancear as refeições, considerando as necessidades calóricas e nutricionais dos indivíduos, os gastos calóricos e possíveis restrições alimentares. Esses alimentos devem ser preparados e mantidos seguindo as regras de segurança dos alimentos e legislações sanitárias utilizadas para garantir a qualidade dos alimentos. Outra forma é por meio da aquisição de cestas de alimentos devidamente embaladas para o transporte individual de cada trabalhador.

- **Fornecedora de alimentação coletiva:** a organização contrata empresa terceira registrada no PAT para realizar a administração da cozinha e do refeitório localizados nas suas instalações; para produzir as refeições em uma cozinha industrial administrada pela empresa e posteriormente transportadas para o local de refeição dos trabalhadores; ou para produzir e/ou entregar cestas de alimentos devidamente embalados para transporte individual dos trabalhadores.

- **Facilitadora de aquisição de refeições ou gêneros alimentícios:** a organização contrata uma empresa terceira registrada no PAT, que será responsável pela emissão de meio eletrônico de pagamento para aquisição de alimentos e refeições prontas em restaurantes e similares e/ou gêneros alimentícios em estabelecimentos comerciais credenciados, como supermercados e similares.

Quando as organizações implementam o PAT, não devem se limitar somente à distribuição de refeições e/ou alimentos, sendo necessária a realização do acompanhamento nutricional dos trabalhadores e de campanhas de saúde para orientação e conscientização sobre a importância de se consumir refeições ricas em nutrientes e fazer escolhas acertadas, tanto dentro quanto fora da companhia, estabelecer uma relação saudável com a comida, utilizando cada vez menos alimentos industrializados, cheios de sódio, gorduras e açúcares, que podem desencadear e/ou agravar vários problemas de saúde física e mental (como mecanismos compensatórios emocionais).

Esse conjunto de ações garantirá que o trabalhador não somente receba os alimentos e/ou refeições, mas que entenda a importância dos nutrientes e de substâncias necessárias para a realização das funções metabólicas, melhorando assim os níveis de energia, de concentração e humor dos colaboradores, o que pode impactar positivamente a produção e, consequentemente, a lucratividade da empresa, contribuindo para diminuição de absenteísmo e melhora do clima organizacional.

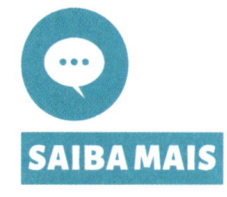

> **SAIBA MAIS**
>
> Conheça o Programa de Alimentação do Trabalhador (PAT) em: https://www.gov.br/trabalho-e-emprego/pt-br/servicos/empregador/programa-de-alimentacao-do-trabalhador-pat/faq-atualizacao-cgsst_ago23.pdf. Acesso em: 1 jun. 2024.

Programa de Imunização Ocupacional (PIO)

As vacinas conferem imunização ao organismo, que é a capacidade do corpo de resistir a toxinas, infeções e outras substâncias nocivas ou microrganismos. A imunização é obtida pela produção de anticorpos e memória imunológica, e protege contra doenças como câncer do colo do útero, poliomielite, sarampo, rubéola, difteria, tétano, covid-19, hepatite A e B, pneumonias bacterianas, doenças diarreicas por rotavírus, meningite bacteriana, influenza, febre amarela, entre outras. Muitas dessas enfermidades podem ser desenvolvidas por conta do risco ocupacional ao qual o trabalhador está exposto, por exemplo, os pedreiros, que por conta da nexo causalidade entre a atividade exercida e os riscos ocupacionais presentes no seu ambiente de trabalho, podem se infectar com a bactéria causadora do tétano (*Clostridium tetani*). Por esse motivo, obrigatoriamente devem ser imunizados contra o tétano de acordo com os intervalos determinados pelo PNI.

A vacinação dos trabalhadores é uma das ações de saúde do trabalhador determinadas pela NR-07, e prevê em suas diretrizes a obrigatoriedade do controle da imunização ativa de todos os trabalhadores relacionada a riscos ocupacionais ou sempre que houver recomendação do Ministério da Saúde. A imunização dos trabalhadores que atuam em serviços de saúde tem sua obrigatoriedade descrita pela NR-32 – Segurança e Saúde no Trabalho em Serviços de Saúde. Em ambas as situações, o PIO é um dos programas primários complementares ao PCMSO e visa atender às diretrizes das normas regulamentadoras e da Política Nacional de Imunização (PNI) do Ministério da Saúde.

A vacinação dos trabalhadores é uma das principais aliadas do serviço de saúde do trabalhador, pois permite, a partir de ações simples e de baixo custo, alcançar seu objetivo principal, que é proteger a saúde dos trabalhadores contra doenças imunopreveníveis, reduzindo custos diretos e indiretos relacionados a absenteísmos, diminuição do ritmo de produção, faltas, licenças temporárias por motivos de saúde e aposentadorias precoces provocadas por doenças, porém, o programa não pode ser minimizado somente com a aplicação das vacinas nos trabalhadores.

O PIO bem elaborado e estruturado, em consonância com o PCMSO, deve possuir, além da imunização em si, estrutura, insumos, materiais e profissionais preparados e treinados para garantir a rede de frio conforme determinado pelas regras do PNI. A prática de ações de sensibilização, orientação sobre vacinas, doses e reforço necessário ao longo do ano e não somente em momentos pontuais deve ser contínua, a fim de elevar o engajamento dos trabalhadores e dos seus familiares (quando previsto no planejamento do programa). Uma vez que os trabalhadores entendam que a imunização é um processo seguro e confiável pertencente a diversos protocolos de saúde do Brasil e do mundo e que traz apenas benefícios, haverá maior possibilidade de adesão.

Para as empresas, o programa apresenta inúmeros benefícios, como a redução dos custos relacionados ao absenteísmo por doenças imunopreveníveis, garantindo força e um ambiente de trabalho mais consistente, saudável e produtivo, gerando redução dos custos com assistência médica (tratamentos e seguros de saúde) tanto para a empresa quanto para os trabalhadores, diminuição de multas e pagamento de passivos trabalhistas. Ao implementar um PIO, a empresa está cumprindo regulamentos, normas e diretrizes de saúde ocupacional, evitando possíveis sanções, além de contribuir para a redução de surtos de doenças imunopreveníveis dentro e fora do ambiente de trabalho, uma vez que a vacinação em massa dos trabalhadores ajuda a interromper a cadeia de transmissão de doenças, garante um ambiente e uma sociedade mais segura e saudável para todos, demonstra responsabilidade social, contribui para a saúde pública e fortalece a comunidade em geral.

A pandemia de covid-19 apenas reiterou a importância da vacinação como principal estratégia para proteção e prevenção de doenças, sendo a imunização um pacto coletivo de saúde com todos os membros da sociedade, organizações e governos. Altamente eficaz, a vacina evitou a disseminação ainda maior do vírus SARS-CoV-2, diminuindo o número doenças graves, hospitalizações e mortes, além de ter permitido às pessoas retomarem a convivência e suas atividades em seus ambientes laborais, de estudo ou de lazer, fato que demonstra cada vez mais a importância do investimento para o desenvolvimento de novas vacinas, o fortalecimento do SUS, a intensificação de esforços contínuos na divulgação de evidências científicas a favor da vacinação e no combate a fake news, além da implementação de campanhas de incentivo à vacinação.

Para realizar essas ações nas empresas, que reverberam benefícios para a sociedade, temos os profissionais de saúde do trabalhador, em especial os enfermeiros do trabalho, como protagonistas. Além de terem estado na linha de frente durante a aplicação da vacina contra o covid-19, eles realizam o controle vacinal dos trabalhadores conforme o risco ocupacional e devem participar ativamente de todo o processo de desenvolvimento do PIO.

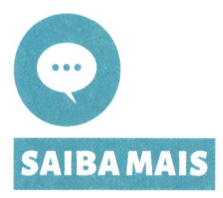

SAIBA MAIS

Saiba mais sobre o Programa Nacional de Imunizações – Vacinação, disponível em: https://www.gov.br/saude/pt-br/acesso-a-informacao/acoes-e-programas/pni. Acesso em: 2 jun. 2024.

Programa de Ergonomia (PE ou Proergo)

É um conjunto de atividades que tem por objetivo a identificação de riscos ergonômicos, sejam físicos, organizacionais e/ou cognitivos, com o estabelecimento de um plano com ações corretivas (intervenção em situações existentes) e de concepção (projetos e aquisições de materiais, maquinários, equipamentos, entre outros), visando preservar a saúde do trabalhador exposto aos riscos ergonômicos decorrentes de fatores psicofisiológicos, organizacionais e biomecânicos, conforme diretrizes da NR-17 – Ergonomia, norma responsável por regulamentar a ergonomia no ambiente de trabalho.

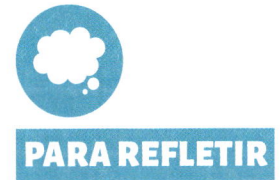

PARA REFLETIR

Assista ao documentário *Carne, osso*, disponível em: https://www.youtube.com/watch?v=p1mpKSe_wuw. Acesso em: 2 jun. 2024.

Entre os elementos primordiais para o desenvolvimento do Proergo estão:

- **Avaliação ergonômica preliminar (AEP):** é uma avaliação prévia por meio de abordagens qualitativas, semiquantitativas, quantitativas ou a combinação destas em locais ou situações de trabalho que exijam a adaptação às características psicofisiológicas dos trabalhadores, a fim de subsidiar a implementação das medidas de prevenção e adequações necessárias. A escolha da forma de avaliação depende dos riscos existentes e dos requisitos legais exigidos, e pode ser contemplada nas etapas do processo de identificação de perigos e de avaliação dos riscos do GRO/PGR.

- **Análise ergonômica do trabalho (AET):** consiste em uma análise mais profunda da situação e/ou condição de trabalho que apresente riscos ergonômicos que poderão desencadear acidentes e doenças relacionadas ao trabalho nos termos do Programa de Gerenciamento de Riscos (PGR). Essa análise se faz necessária para uma avaliação mais aprofundada da situação, seja por inadequação ou insuficiência das ações ergonômicas adotadas ou pela necessidade de acompanhamento de saúde dos trabalhadores, nos termos do Programa de Controle Médico de Saúde Ocupacional (PCMSO).

A AET deve contemplar, no mínimo, os seguintes itens: análise da demanda (quando possível, com proposição de soluções para resolver o problema); análise e descrição das dinâmicas de funcionamento da organização, dos processos, das situações de trabalho e da atividade, assim como a descrição detalhada dos métodos, das técnicas e das ferramentas utilizadas para sua análise; e quando as intervenções propostas para solução dos riscos ergonômicos forem adotadas, como a criação de novos postos de trabalho e/ou alteração do layout dos existentes, aquisição de materiais, máquinas, equipamentos, treinamento e capacitação dos trabalhadores e a realização de auditorias ergonômicas, deve-se realizar a restituição dos resultados, a validação e a revisão das intervenções efetuadas, com a participação dos trabalhadores.

Com base nesses dois elementos estruturais para desenvolver o programa de ergonomia de maneira eficaz, deve-se contar com um profissional especialista em ergonomia à frente dessas ações, sendo necessário que haja comunicação e apoio mútuo e constante da equipe de saúde do trabalhador; o comprometimento da equipe gestora, com as ações do programa que, em alguns casos, vai requerer a diminuição do ritmo de produção e/ou aumentar o número de trabalhadores, o reprojetamento de tarefas e dinâmicas de trabalho, com introdução de pausas programadas para garantir o aumento e a manutenção da energia física e mental, concentração e motivação, além de garantir descanso para o sistema musculoesquelético; investimento para alocação de recursos (financeiros, materiais e humanos); aquisição de novos materiais, máquinas e equipamentos; automação e implantação de novas tecnologias como a indústria 4.0 e a inteligência artificial (IA), que visam a redução da necessidade de esforço físico, carregamento de peso, movimentos repetitivos ou sobrecarga mental; modificações e ajustes no ambiente de trabalho (layout do espaço, iluminação, temperatura e ventilação).

O sucesso do programa dependerá da participação e do engajamento dos trabalhadores, que, ao longo do processo, deverão abandonar alguns hábitos que utilizam no dia a dia para executar suas tarefas, sendo primordial sua participação ativa na identificação de problemas e na implementação de soluções. Para isso, é possível criar canais de comunicação para feedback e sugestões; treinamentos de capacitação sobre princípios ergonômicos, práticas seguras e conscientização sobre a importância da ergonomia, não somente no ambiente de trabalho como também em todas as atividades do seu cotidiano dentro e fora da empresa, podendo ser um multiplicador de boas práticas ergonômicas.

O desenvolvimento e a implantação dos procedimentos operacionais padrão (POPs) de práticas ergonômicas nos postos de trabalho, como a orientação sobre pausas regulares e exercícios de alongamento, é mais uma ferramenta que aumentará a assertividade do programa, assim como seu monitoramento e avaliação (com a elaboração de relatórios periódicos para acompanhamento e análise do progresso do programa e melhoria contínua).

A incorporação de uma equipe multidisciplinar no planejamento e desenvolvimento das ações do programa, com profissionais habilitados em ergonomia, saúde do trabalhador, fisioterapia, educadores físicos, terapeutas ocupacionais, psicólogos, assistentes sociais, entre outros, garantem que o Proergo seja realizado de maneira completa, com os elementos biopsicosocioespirituais atendidos de forma integrada e contínua, indo além de apenas cumprir exigências legais, o que ajuda a criar um ambiente de trabalho mais saudável ergonomicamente.

Programa de Conservação Auditiva (PCA)

É um programa previsto na NR-07 que visa a conservação auditiva e a prevenção da progressão da perda auditiva dos trabalhadores acometidos e/ou expostos a riscos ocupacionais à audição, como exposição a ruído, vibração e agentes ototóxicos ocupacionais. Para a sua implementação é necessário o cumprimento de algumas etapas:

- **Avaliação do ruído:** definir e aplicar estratégias de medição e monitoramento dos níveis de ruído no ambiente de trabalho para identificar áreas de risco e a necessidade de intervenções.

- **Controle de engenharia:** implementar mudanças físicas no ambiente de trabalho, como a substituição, quando possível, de máquinas e equipamentos fontes de ruído, caso contrário, adotar uso de equipamentos de proteção coletiva (EPC) para o isolamento de máquinas ruidosas ou a instalação de barreiras acústicas.

- **Controle administrativo:** adotar práticas de gestão que minimizem a exposição ao ruído. Quanto maior o tempo de exposição ao ruído, maior a possibilidade de desenvolvimento de problemas auditivos. Assim, podem ser adotadas práticas como rodízio de tarefas e pausas regulares.

- **Uso de EPIs:** fornecer e garantir o uso adequado de protetores auriculares, como plugs ou abafadores, conforme as diretrizes da NR-06 – Equipamentos de Proteção Individual, assim como realizar ações de educação e o treinamento dos trabalhadores informando sobre os riscos e impactos do ruído na sua saúde e segurança, enfatizando a importância da adoção das medidas de proteção disponíveis, assim como seu uso correto, guarda, higienização e manutenção.

- **Exames complementares:** realizar os exames audiológicos de referência e sequenciais de acordo com o Anexo II da NR-07, como anamnese clínico-ocupacional, exame otológico, audiometria e outros exames audiológicos complementares solicitados a critério médico. Os exames devem ser realizados no admissional, no periódico anual e no demissional, exceto em casos previstos pela norma, e tem como objetivo monitorar a saúde auditiva dos trabalhadores e identificar precocemente quaisquer alterações, como a perda auditiva induzida por níveis de pressão sonora elevados (PAINPSE), que é, sem dúvidas, o principal agravo causado pela exposição excessiva ao ruído. Este, porém, não é o único: os efeitos do ruído podem acarretar outros problemas de saúde ou piorá-los, como por exemplo, hipertensão, ansiedade, estresse e fadiga, que impactam diretamente o rendimento do trabalho, além de causar piora na qualidade de vida. Por esse motivo, é extremamente relevante e necessário avaliar, acompanhar e realizar ações para o gerenciamento psicossocial desses trabalhadores.

Programa de Proteção Respiratória (PPR)

Um dos programas de SST com maior evidência ao longo da pandemia de covid-19, visto que foi primordial minimizar a cadeia de transmissão reduzindo o número de profissionais infectados pelo Sars-CoV-2. É recomendado pela Portaria nº 672, de 2021, do Ministério do Trabalho e Previdência, que traz, em seus artigos 44 e 45, que as recomendações do PPR devem ser seguidas pelo empregador quando há necessidade de utilização dos equipamentos de proteção respiratória para complementar as medidas de proteção coletivas, porém, o programa não pode ser visto somente como a implementação de equipamentos de proteção coletiva (EPCs) ou individuais (EPIs) realizadas pela equipe de segurança do trabalho ou medidas administrativas. Essas ações devem ser realizadas em conjunto com as atividades de saúde e desenvolvidas pela equipe de saúde do trabalhador, implementadas para proteger a saúde do trabalhador contra a exposição aos riscos químicos e biológicos existentes no local de trabalho, com o intuito de promover, prevenir, proteger e controlar as doenças profissionais e do trabalho causadas pela inalação desses agentes de riscos químicos e biológicos. Para sua implementação, é necessário o cumprimento de algumas etapas:

- **Avaliação dos riscos e monitoramento do ambiente:** identificar, avaliar e realizar o monitoramento ambiental para avaliar a eficácia do programa e fazer os ajustes necessários para mitigar os perigos respiratórios no local de trabalho, com a estimativa razoável da exposição do funcionário aos agentes de risco presentes no ambiente.

- **Controle de engenharia e administrativo:** implementar medidas de controle, como ventilação e exaustão adequadas, enclausuramento de processos e, quando possível, substituição de materiais tóxicos por outros menos nocivos.

- **Uso de EPR:** selecionar os equipamentos de proteção respiratória (EPR) apropriados para cada situação. Conforme a avaliação do perigo, o tipo ou classe, o respirador deve garantir proteção e conforto para os trabalhadores, que devem ser capacitados e orientados sobre os riscos à saúde, a importância do uso dos EPR e os procedimentos corretos de uso, manutenção e guarda dos equipamentos.

- **Teste de adequação:** é exigido quando há obrigatoriedade do uso de máscaras faciais com ajuste apertado, devendo ser feito antes do uso inicial do respirador. Depois, deverá ser feito anualmente ou sempre que o trabalhador utilizar um respirador facial diferente (tamanho, estilo, modelo ou fabricante).

- **Monitoramento e avaliação:** realizar exames periódicos de saúde com controle radiológico em trabalhadores expostos a poeiras minerais, de acordo com os critérios da Organização Internacional do Trabalho (OIT) e espirometrias para avaliação da função respiratória em trabalhadores expostos a poeiras minerais e com indicação de uso de equipamentos individuais de proteção respiratória, conforme o Anexo III da NR-07. Esses exames complementares são fundamentais para o diagnóstico de pneumoconioses e outras doenças respiratórias ocasionadas pelos agentes de risco dos ambientes de trabalho.

Programa de Proteção Radiológica (PPR)

O objetivo desse programa é garantir a segurança e a saúde de todas as pessoas (trabalhadores e comunidade) que possam estar expostas à radiação ionizante, seja no ambiente de trabalho ou em áreas adjacentes, por meio de um conjunto de medidas preventivas e de controle para minimizar esses riscos, materializados em um plano de proteção radiológica (PPR), conforme as diretrizes da NR-32 – Segurança e Saúde no Trabalho em Serviços de Saúde e da Resolução Comissão Nacional de Energia Nuclear (CNEN) nº 323/24 – Requisitos Básicos de Radioproteção e Segurança Radiológica de Fontes de Radiação.

O PPR deve ser desenvolvido e implementado pelos profissionais do SESMT, em conjunto com a CIPA e o Serviço de Radioproteção, que devem ser implementados e mantidos no mesmo ambiente das instalações nucleares e radioativas. Devem contar com profissionais habilitados em curso de radioproteção específico reconhecido pela CNEN, cujo programa deve conter, no mínimo, os seguintes itens para seu desenvolvimento e implementação:

- **Avaliação dos riscos:** deve conter a identificação e análise detalhada dos riscos associados à exposição à radiação ou material radioativo, considerando os tipos de radiação presentes, os níveis de exposição esperados, as fontes geradoras e os trabalhadores expostos.

- **Monitoramento ambiental:** deve ser estabelecido um programa de monitoração das áreas que possuem risco ocupacional de radiação. A seleção de equipamentos de monitoramento precisa ser compatível com as condições de exposição, as condições ambientais e a grandeza dos objetos de medição e limitação. Podem ser utilizados detectores de radiação ambientais que monitoram continuamente os níveis de radiação no ambiente de trabalho, alertando em caso de aumento dos níveis de radiação; ou monitores de contaminação de superfície.

- **Segurança em proteção radiológica:** a instalação de blindagens, exaustores e sistemas de filtragem, dispositivos de contenção, sinalização e rotulagem são fundamentais para a proteção dos trabalhadores, visando reduzir ou eliminar os riscos associados à radiação, protegendo não apenas os trabalhadores, mas todo o entorno.

- **Monitoramento individual:** deve ser feito por meio de dosímetros individuais que precisam ser obtidos, calibrados e analisados exclusivamente por laboratórios de monitoração individual credenciados pelo CNEN. A monitoração individual externa, abrangendo todo o corpo ou apenas as extremidades, deve ser realizada mensalmente, considerando a natureza e a intensidade das exposições normais e potenciais previstas. Quando ocorrer ou houver suspeita de exposição acidental, os dosímetros devem ser encaminhados para leitura em, no máximo, 24 horas.

- **Avaliação biológica:** um dos itens obrigatórios desse programa é a avaliação biológica dos trabalhadores, que de acordo com as diretrizes do Anexo V da NR-07, deve ser realizada no exame médico admissional, de retorno ao trabalho ou de mudança de risco, com a avaliação desses trabalhadores expostos a radiação ou material radioativo para determinar sua aptidão para exercer atividades em áreas controladas ou supervisionadas, de acordo com as informações do PGR e a classificação da CNEN, para áreas de trabalho com radiação ou material radioativo.

- **Ações de emergência:** deve conter o planejamento de respostas para emergências, abrangendo desde a detecção inicial até o completo restabelecimento da normalidade. Procedimentos operacionais padrão com detalhamento de como deve ser o pronto atendimento aos indivíduos ocupacionalmente expostos (IOE) e demais trabalhadores em casos de contaminação ou outros eventos que possam envolver fontes de radiação. Os locais que possuem radiação ou material radioativo devem possuir portas de intertravamento que impeçam o acesso a áreas de radiação quando os níveis estiverem elevados, funcionando como barreiras automáticas acionadas em situações de risco, alarmes sonoros e visuais que alertam os trabalhadores sobre níveis perigosos de radiação e outros perigos relacionados, além de estações de lavagem para o trabalhador realizar a descontaminação rápida em caso de exposição acidental, incluindo chuveiros de emergência e lavadores de olhos. Os trabalhadores devem ser constantemente capacitados em relação aos riscos ocupacionais provenientes da radiação e treinados em relação a essas ações de emergência.

Programa de Diversidade e Inclusão (PD&I)

Grupos minorizados não têm segurança psicológica e sofrem transtornos devido ao trabalho

De acordo com o levantamento da Lupa, divulgado pela EXAME, 79% já tiveram ou têm sua motivação profissional reduzida por não se sentirem pertencentes ao ambiente de trabalho; 80% disseram que já foram vítima ou presenciaram situações de discriminação/preconceito e/ou assédio

É uma quebra de paradigma quando falamos de diversidade e inclusão como um programa de saúde do trabalhador, já que muitas vezes as organizações tendem a achar que essas questões são meramente voltadas à gestão de pessoas. Mas como podemos falar da saúde e segurança do trabalhador de maneira holística quando o ambiente em que as pessoas passam tantas horas do seu dia não oferece segurança psicológica, causando sentimento de inadequação e sofrimento mental? Isso contribui para o surgimento de doenças e para a ocorrência de acidentes de trabalho, além de, consequentemente, provocar o aumento do absenteísmo por questões de saúde, afastamentos e desligamento evitáveis.

Para a implementação do programa de diversidade e inclusão (PD&I) é necessário trazer à empresa algumas reflexões que poderão ser desconfortáveis, como o reconhecimento de que todos nós somos ou já fomos racistas e capacitistas em algum momento da vida, seja por conta de experiências e vivências familiares e/ou individuais em uma sociedade não inclusiva para pessoas com deficiência, com grande desigualdade nas condições sociais e econômicas, racista, capacitista, misógina, homofóbica, transfóbica, xenofóbica, com intolerância religiosa, seja por conta de ideias preconcebidas do que é certo e errado, preconceitos, histórico socioeconômico, educação, visão geral do mundo e/ou opiniões, entre outros. Somente a partir do reconhecimento dos nossos erros e falhas podemos iniciar um processo de emancipação, e isso vale para as organizações e para as pessoas.

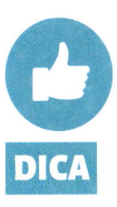

DICA

Sobre o assunto, deixamos a indicação de leitura do livro *Pequeno manual antirracista*, de Djamila Ribeiro.

Para refletir

Pesquisa diz que pessoa com deficiência sofre preconceito no trabalho

Pesquisa ouviu trabalhadores na cidade de São Paulo

Contra fatos, como o mostrado nessa manchete, não há argumentos. Vamos refletir sobre situações do cotidiano de trabalho de pessoas com deficiência. Imagine-se na seguinte situação: você é uma pessoa com deficiência física (paraplégica), recém-admitida em uma empresa, e sempre precisa do auxílio de outra pessoa para acessar o local de trabalho, o que tira totalmente sua autonomia para exercer o direito fundamental de ir e vir, pois, apesar de essa empresa ser "adaptada" com rampas, elas são muito íngremes, sem acessibilidade arquitetônica, e acessá-las demanda uma força descomunal da pessoa em cadeira de rodas. Com exemplos como esse e outros que muitos trabalhadores vivenciam diariamente, podemos constatar que nem sempre onde há diversidade, há inclusão. Há empresas que contratam pessoas com deficiência auditiva sem oferecer um intérprete de libras ou incentivar aos membros da equipe o aprendizado e treino contínuo do idioma, o que causa isolamento e exclusão do trabalhador surdo.

O mínimo que podemos esperar de um ambiente de trabalho é que seja inclusivo com procedimentos, pessoas e lideranças treinadas, que disponibilize materiais e equipamentos que garantam a integração de todos, para que o trabalhador com deficiência tenha autonomia, senso de pertencimento e respeito, permitindo que suas diferenças coexistam de forma mutuamente benéfica e saudável. Um dos instrumentos que devem ser utilizados pelos profissionais da equipe de saúde do trabalhador para promover e implementar essa inclusão é a Classificação Internacional de Funcionalidade, Incapacidade e Saúde (CIF), um modelo para abordagem de atendimento das necessidades biopsicossociais das pessoas, desenvolvida pela OMS em 2001, que auxilia na melhor compreensão da interação entre funcionalidade, incapacidade e saúde em diversas situações, incluindo o trabalho. Com a aplicação da CIF, entendemos que as limitações não são causadas pelas deficiências das pessoas, e sim pela falta de adaptação e acessibilidade do ambiente.

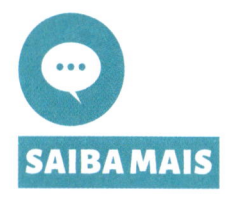

SAIBA MAIS

Para se aprofundar no assunto, veja a Classificação Internacional da Funcionalidade, Incapacidade e Saúde em: https://biblioteca.cofen.gov.br/wp-content/uploads/2014/10/cif_portugues.pdf. Acesso em: 1 nov. 2024.

O PD&I precisa ser muito bem estruturado, com intencionalidade, para criar um ambiente de trabalho diverso e inclusivo, que não exista somente para atender políticas, cotas, melhorar a imagem e o marketing da empresa ou conquistar certificações. É essencial o apoio das lideranças para a implementação de grandes mudanças culturais, como o aumento da representatividade em todos os cargos e campos de atuação da empresa, além de ações para letramento de todos os grupos hierárquicos, com rodas de conversa, treinamentos (presenciais ou on-line), palestras, grupos de estudos e de aprendizagem baseada em problemas (PBL), visitas a museus, exposições e outras atividades educativas e vivências, que devem contar com o comprometimento da alta direção. Este é um ponto fundamental no processo de transformação, que no início pode sofrer resistência, conflitos e críticas devido ao processo de reconhecimento de preconceitos. Somente com esse programa estruturado e a presença de profissionais engajados com a mudança será possível a superação de pensamentos, estereótipos e comportamentos que perpetuam situações e ações excludentes que criam um ambiente hostil, em que os trabalhadores de grupos considerados minoritários sofrem pequenas violências, por vezes, veladas e criminosa.

A inclusão no ambiente de trabalho promove e valoriza a diversidade, a pluriversalidade e a igualdade de oportunidades para todas as pessoas, independentemente de suas características pessoais, neurodiversidade, origem, gênero, raça, religião, idade, deficiência, estética, cultura, etnia, orientação e/ou identidade sexual, entre outras, além de promover a saúde e o bem-estar dos trabalhadores, criando uma sociedade e um ambiente de trabalho mais justos, equitativos e potentes. A inclusão traz inúmeros benefícios para as empresas, como o aumento da produtividade, a melhoria do clima organizacional, a atração e retenção de talentos e a diminuição de absenteísmo e acidentes de trabalho.

SAIBA MAIS

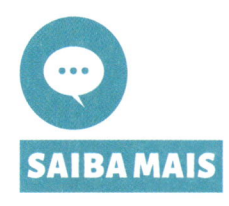

Assista ao vídeo *Discriminação no trabalho | Jornada*, que mostra as formas de preconceito mais comuns e traz o depoimento de pessoas que já sofreram com isso no ambiente de trabalho. Disponível em: https://www.youtube.com/watch?v=yPUAilrRQCY. Acesso em: 4 jun. 2024.

Programa de Saúde Mental (PSM)

Mente Saudável

A epidemia oculta: saúde mental na era da Covid-19

Na esteira do coronavírus e seus desdobramentos, transtornos psicológicos como ansiedade e depressão representarão uma segunda onda de estragos à saúde

Se antes da pandemia o gerenciamento da saúde mental dos trabalhadores já era um desafio, depois, se tornou um problema ainda maior, como podemos ver na manchete anterior. Durante a pandemia de covid-19, os transtornos mentais e comportamentais se intensificaram, uma vez que nesse período muitas pessoas vivenciaram o aumento do medo, sentiram incerteza sobre o futuro, desesperança, falta de perspectiva e, além de ter de passar por todos esses sentimentos negativos, muitos estavam isolados ou com contato restrito a um pequeno grupo de pessoas, com a comunicação sendo feita de maneira remota, incluindo as relações de trabalho. Muitos trabalhadores tiveram que se adaptar ao teletrabalho de maneira repentina e sem qualquer preparação, treinamento e/ou condições mínimas para desempenhar seu trabalho de maneira ergonomicamente saudável. Com todos esses acontecimentos, houve um aumento no uso e na dependência de substâncias químicas lícitas e ilícitas, bem como casos de dependência tecnológica de telas (nomofobia), em especial dos celulares, o que desencadeia o surgimento de sintomas físicos e emocionais comparáveis aos da dependência química. Além disso, a dependência tecnológica contribui para o pensamento acelerado e causa sentimento de urgência e imediatismo, dificultando a reflexão e o tempo para o ócio criativo. As pessoas passaram a receber uma overdose de informações e dados em tempo real que provocaram um esgotamento físico e mental e deixaram diversas sequelas mentais além das físicas, provocadas pelo próprio coronavírus.

De acordo com dados da Previdência Social, no Brasil, em 2023, 288.041 trabalhadores receberam algum benefício previdenciário devido a incapacidade temporária e/ou permanente para o trabalho por conta de transtornos mentais e comportamentais. Como vimos no capítulo anterior, a atualização da lista de doenças relacionadas ao trabalho (LDRT) teve a inclusão de transtornos como burnout, ansiedade, depressão e tentativa de suicídio como doenças relacionadas ao trabalho (B91) quando comprovado o nexo causal, o que reforça a importância da responsabilização das organizações em promover, proteger e cuidar a saúde mental no ambiente profissional.

A síndrome de burnout passou a ser reconhecida como doença ocupacional pela OMS com a 11ª atualização da Classificação Estatística Internacional de Doenças e Problemas Relacionados à Saúde (CID-11), que entrou em vigor em 2022 e passou a ter o código QD85 para identificá-la. Também conhecida como síndrome do esgotamento profissional, é um distúrbio emocional resultante de um estado de tensão e estresse crônico provocados por condições inadequadas de trabalho, como: excesso de demandas, metas sempre crescentes e/ou inatingíveis, pressão e responsabilidades constantes, falta de autonomia, inclusão, reconhecimento e suporte social, liderança inadequada com exigências contraditórias, políticas e cultura organizacional fracas que criam ambientes de trabalho conflitantes ou ambíguos, gerando confusão e estresse entre os trabalhadores, além do sentimento de insatisfação e não pertencimento. Podemos citar ainda, como uma condição inadequada, um ambiente de trabalho com altos níveis de competitividade desleal, assédio moral, bullying ou falta de respeito e apoio mútuo.

A combinação dessas causas pode levar ao desenvolvimento da síndrome de burnout e acarretar impactos na saúde física, emocional e social das pessoas, causando exaustão, despersonalização, redução do sentimento de realização profissional e pessoal, dificuldade na interação com as pessoas e isolamento, alterações no humor, no sono, na concentração e no funcionamento biológico do organismo – por exemplo, podem ser desencadeados sintomas psicossomáticos como dores de cabeça, musculares e nas articulações, distúrbios gastrointestinais, alterações cardiovasculares, entre outros. Antes desse colapso geral, o trabalhador apresenta características de burnon, ou seja, ele tenta se adaptar a todas essas condições insalubres e penosas do ambiente de trabalho para continuar produzindo e entregando as demandas, uma verdadeira tentativa de sobrevivência. Porém, caso o ambiente e as condições de trabalho não melhorem e o trabalhador fique nesse ciclo vicioso, provavelmente vai adoecer e desenvolver a síndrome de burnout.

Além de ter o objetivo de promover e proteger a saúde mental no local de trabalho, o PSM visa prevenir e tratar problemas de saúde mental entre os trabalhadores investindo em práticas e ações contínuas e sistemáticas que promovam o bem-estar geral, e não somente ações isoladas e meramente recreativas, como uma sala ou atividade de descompressão. A saúde mental é muito mais complexa e, por esse motivo, o engajamento, o treinamento e o envolvimento de lideranças e gestores de área são fundamentais nesse programa, que vai requerer a atuação de uma equipe completa e coesa especializada em saúde mental, com psicólogos, psiquiatras, terapeutas ocupacionais e holísticos, nutricionistas, fisioterapeutas e educadores físicos em conjunto com a equipe de saúde do trabalhador para implantar ações contra os estigmas e preconceitos que existem em relação aos transtornos emocionais, para avaliar o clima organizacional com escuta ativa dos trabalhadores e para realizar o diagnóstico e o tratamento dos trabalhadores e seus familiares, afinal, não adianta o ambiente de trabalho estar bem se outras questões pessoais ou sociais não estão. O trabalhador que não tem de fato sua saúde mental preservada fica sujeito a práticas negativas, como o presenteísmo, situação em que a pessoa está ali por estar, mas a mente fica em outro lugar, aumentando o risco de acidentes de trabalho. Por esse motivo, o olhar para a saúde mental do trabalhador deve ser integral e inclusivo.

O PSM deve englobar ações de tratamento e acompanhamento dos trabalhadores e de seus familiares, além de prever ações de urgência e emergência ligadas à saúde mental, para que os trabalhadores em uma situação de crise possam ter suporte psicológico pontual. Caso a empresa não conte com esse especialista continuamente, deve-se treinar e capacitar os profissionais de saúde do trabalhador e socorristas para atenderem essas pessoas sem julgamentos, de modo acolhedor e que não piore a situação. Por exemplo, devem-se evitar conselhos genéricos do tipo "vai ficar tudo bem", "você tem uma vida maravilhosa pela frente", "seu emprego é ótimo", entre outras frases motivacionais que, muitas vezes, têm um efeito rebote e potencializam a crise. O suporte terapêutico, em momentos como esse, é muito mais de escuta, seguido do encaminhamento e acompanhamento do trabalhador até uma unidade de saúde onde possa ter atendimento completo.

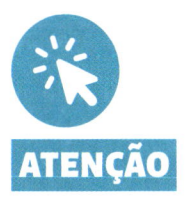

ATENÇÃO

Os profissionais da enfermagem do trabalho possuem inúmeras habilidades e competências e desempenham um papel vital na saúde holística do trabalhador, o que inclui a saúde mental. Durante uma crise, porém, não devem assumir o papel de psicólogos. Não existe meio psicólogo: ao tentar assumir essa tarefa, o profissional de enfermagem estará fazendo um desvio de função e a sua inabilidade técnica poderá trazer consequências negativas para todos os envolvidos, principalmente ao trabalhador que precisa de ajuda especializada naquele momento. O papel da enfermagem do trabalho é ser uma pessoa terapêutica, um pronto-socorro emocional, que vai acolher o trabalhador e encaminhá-lo ao especialista. Quando falamos de kits de urgência e emergência e primeiros socorros, logo pensamos em ataduras, talas de imobilização, gazes, DEA, entre outros, mas que tal criar um kit de primeiros socorros emocional, contendo, por exemplo, água, fidget toys (brinquedos sensoriais antiestresse), balas, chocolates, uma escala de sentimentos, entre outros elementos que ajudem a tirar o foco da pessoa durante a crise e trazer algum conforto até o atendimento definitivo?

Ao implementar um programa de saúde mental para os trabalhadores, as organizações têm inúmeros benefícios, como a diminuição de absenteísmo, de acidentes de trabalho e da rotatividade, além do aumento da produtividade e do engajamento dos funcionários, que promovem um ambiente de trabalho mais saudável e equilibrado. Além disso, desde 27 de março de 2024, de acordo com a Lei nº 14.831, todas as empresas que investirem na promoção da saúde mental dos seus trabalhadores, com apoio psicológico e psiquiátrico, programas de promoção da saúde psíquica e a conscientização da saúde mental por meio de treinamentos e campanhas, podem ser certificadas pelo Governo Federal como empresa promotora da saúde mental, o que demonstra para os stakeholders e o governo seu compromisso com o bem-estar dos trabalhadores e melhora a reputação corporativa, facilitando a atração e retenção de talentos.

Devemos ter um olhar holístico sobre questões que afetam o trabalhador dentro e fora da empresa?

DO MICRO AO MACRO

VR divulga pesquisa sobre saúde financeira, alimentar e mental do trabalhador brasileiro

Oito em dez estão endividados, 45% querem mudar de emprego, e 51% estão insatisfeitos com o salário; mulheres pagam mais pela alimentação, especialmente as que têm filhos

Claro que sim, caro leitor! Como podemos observar na manchete anterior, os trabalhadores brasileiros enfrentam desafios em todos os aspectos de sua vida, o que impacta sua produtividade, seu desempenho e até mesmo o aumento do número de acidentes de trabalho, além de contribuir direta ou indiretamente para o desenvolvimento de doenças relacionadas ou não ao trabalho, aumentando o número de absenteísmos e horas perdidas por conta da ida a consultas médicas e da realização de tratamentos. Independentemente de o agravo ser caracterizado como B91 ou B31, ele causa perdas para o trabalhador e para a empresa, gerando custos. Por esse motivo, a implementação de um programa de qualidade de vida do trabalhador se faz necessária em todas as empresas, qualquer que seja sua atividade econômica.

Programa de Qualidade de Vida no Trabalho (PQVT)

Podemos entender o PQVT como um programa macro, que atende e traz diretrizes gerais de todos os outros programas abordados anteriormente, mas com uma visão mais ampla para atender a outras necessidades dos trabalhadores. Por exemplo, quando falamos em saúde mental, de imediato pensamos em terapia e psicoterapia, mas isoladas, elas servirão somente para remediar temporariamente uma condição de saúde. Para promover a saúde mental, é preciso haver uma mudança de mentalidade nas organizações; o trabalhador precisa ser visto como um ser biopsicossocioespiritual, e não como apenas um número ou uma chapa. Ele deve ser protegido holisticamente (corpo e mente) contra riscos ocupacionais, com materiais, equipamentos, ferramentas seguras e adequadas para cada atividade. A empresa precisa contar com dimensionamento adequado de equipes, de modo que não ocorra sobrecarga de trabalho e/ou mudanças repentinas de escala. Precisa permitir que o trabalhador tenha um planejamento pessoal e profissional, com lideranças capacitadas e justas, ambiente de trabalho acolhedor e inclusivo em que todos se sintam confortáveis e respeitados para ser quem são, promovendo autonomia, criatividade, inovação e protagonismo. Deve ter políticas e salários justos que permitam ao trabalhador se alimentar adequadamente, morar com dignidade, com programas de benefícios. Aliadas a esse conjunto de fatores, as organizações podem implementar salas de jogos e descompressão, massoterapia, yoga, academia e/ou convênios com academias, entre outras ações e campanhas para promoção da saúde física, mental, social e da qualidade de vida do trabalhador.

Como implementar o PAT se o trabalhador não tem condições para alimentar a si mesmo e a sua família conforme as orientações da tabela nutricional, ou esperar que ele compreenda a importância de seguir um POP se não consegue ler e interpretar as informações? Quando falamos de PQVT, percebemos que saúde e segurança não é somente sobre a integridade física e psicológica do trabalhador, mas também a alimentar, social, ambiental, econômica e jurídica, pois todos esses fatores interferem na sensação de segurança, no conforto e na tranquilidade que todos os trabalhadores deveriam sentir em relação ao ambiente laboral. Como uma pessoa conseguirá desempenhar sua atividade laboral de maneira tranquila e segura se, em um dia de chuva, não sabe como vai chegar em casa e/ou se terá uma casa segura à qual retornar? Pessoas que moram em áreas de risco tendem a sofrer trauma de chuva. Para alguns, o barulho e o cheiro de chuva são prazerosos, mas para outros, pode ser desesperador, o que afeta não somente sua saúde, mas seu desempenho e sua produtividade, aumentando o risco de acidentes. Quando não levamos em consideração todos os fatores que afetam a SST dos trabalhadores, estamos negligenciando a sua saúde holística.

As organizações que possuem esse olhar holístico em relação à qualidade de vida no trabalho praticam capitalismo e negócios conscientes e se enquadram como healing organizations (organizações que curam, em português), termo descrito pela primeira vez pelo escritor Raj Sisodia no livro lançado no Brasil como *Empresas que curam: despertando a consciência dos negócios para ajudar a salvar o mundo*. Neste livro, o autor define as organizações que curam como aquelas que não visam apenas a lucratividade e o desenvolvimento dos seus negócios mas, ao mesmo tempo, praticam ações de responsabilidade corporativa e social para ajudar a mitigar qualquer impacto negativo que possa ser causado ao longo do caminho, incluídos os danos à saúde integral do trabalhador e os sofrimentos psíquicos provocados por um ambiente de trabalho insalubre, perigoso, tóxico e/ou com assédio. Uma empresa que cura também propaga a felicidade no trabalho e é um local onde os trabalhadores desenvolvem sentimentos profundos de realização, propósito e satisfação ao realizar suas atividades laborais e sentem orgulho em fazer parte da empresa (Sisodia, 2020).

Para a implementação do programa de qualidade de vida no trabalho e dos conceitos de healing organization, além de atender às diretrizes dos outros programas descritos anteriormente e das legislações e políticas de saúde do trabalhador, devem ser colocadas em prática outras ações, como:

- Auxílio moradia ou disponibilização de moradia para os trabalhadores e suas famílias.

- Ônibus fretados para todos os trabalhadores independentemente do fato de terem veículo próprio ou não. Sabemos que muitas pessoas chegam exaustas no ambiente de trabalho por conta do percurso, e o fretado é uma alternativa que garante para o trabalhador e para a empresa que seu trajeto será seguro e com condições de conforto.

- Espaços de descompressão com locais para descanso, jogos, leitura, entre outras atividades que o trabalhador possa realizar para relaxar no seu tempo livre, ou quando precisar dar uma pausa em seu trabalho.

- Espaços ecumênicos sem nenhuma referência religiosa específica, onde o trabalhador, independentemente de sua religiosidade ou espiritualidade, tenha um local onde possa expressar sua fé, sem julgamentos e intolerância; um local com liberdade e que fomente o respeito e a inclusão.

- Academia própria e/ou convênio com academias, clubes, estúdios e apps que permitam que o trabalhador realize a prática de alguma atividade física e de lazer.

- Incentivo à cultura com descontos, distribuição de vouchers e ajuda de custo mensal para atividades culturais como cinema, teatro, shows e leitura de livros.

- Escala de trabalho de quatro dias sem redução de salário.

- Trabalho híbrido e jornada flexível.

- Licença-maternidade e licença-paternidade estendidas além do determinado na legislação.

- Creches no local de trabalho.

- Convênio médico para os trabalhadores e dependentes, e até mesmo para pets. Muitas empresas entendem que existem novos modelos de família, e para muitos os pets são membros da família, ou seja, se a sua saúde não estiver bem, o trabalhador também não estará.

- Acompanhamento da saúde e check-up de trabalhadores com doenças crônicas não comunicáveis.

- Quando viável e desde que não haja riscos, as empresas pet friendly permitem que os tutores levem seus pets em dias específicos para o local de trabalho, ou ainda têm um pet "trabalhador" da empresa. Inciativas como essas melhoram o clima organizacional e aumentam o bem-estar das pessoas.

- Bolsas de estudo que podem ser estendidas para os familiares dos trabalhadores, com auxílio de material escolar.

- Programa de educação financeira e cooperativas de créditos.

- Programa de participação de lucros e bonificações por tempo de casa.

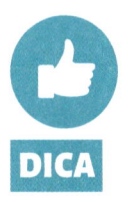

DICA

Para saber mais sobre o assunto, leia o livro *Empresas que curam: despertando a consciência dos negócios para ajudar a salvar o mundo*, dos autores Raj Sisodia e Michael J. Gelb.

Essas e outras ações podem e devem ser implantadas nas organizações conforme as necessidades e demandas do seu público-alvo, para manter o bem-estar físico, mental, social e espiritual de todos, criando um ambiente de trabalho positivo. Para a promoção de um clima organizacional saudável, é essencial que sejam adotadas práticas que coíbam o assédio moral e sexual e as demais formas de violência no âmbito do trabalho. Conforme determinado na Portaria nº 4.219, de 20 de dezembro de 2022, as organizações devem elaborar e manter regras de conduta a respeito do assédio sexual e de outras formas de violência nas normas internas da empresa, além de divulgar e orientar seus trabalhadores quanto ao tema e ter canais que garantam o anonimato das vítimas para receber e acompanhar as denúncias, a apuração dos fatos e, quando for o caso, a aplicação de sanções administrativas aos responsáveis diretos e indiretos pelos atos de assédio.

A equipe do SESMT conta com os membros da Comissão Interna de Prevenção de Acidentes e de Assédio (CIPA, prevista na NR-05) como importantes aliados para orientação, capacitação e sensibilização de todos os níveis hierárquicos da empresa sobre temas relacionados a violência, assédio, igualdade e diversidade no âmbito do trabalho.

Para garantir maior eficácia do PQVT, a equipe de saúde do trabalhador, em conjunto com a equipe de segurança do trabalho e com os gestores, deve fazer uma análise contínua dos indicadores quantitativos ou qualitativos relacionados à saúde, ao bem-estar, à satisfação e ao desempenho dos trabalhadores, como o índice de absenteísmo por B91 e B31, afastamentos, acidentes de trabalho e doenças ocupacionais; turnover; participação dos trabalhadores nos programas; avaliação numérica e qualitativa do uso dos serviços de atendimento de saúde, de canais de denúncia, feedback dos trabalhadores sobre o nível de estresse relatado e o índice de satisfação com o ambiente de trabalho; quantidade de treinamentos e ações de saúde realizadas; e avaliação da conformidade com as legislações, normas e regulamentações de saúde e segurança do trabalho. Esses e outros indicadores ajudam a monitorar e avaliar o sucesso do PQVT, a identificar áreas que necessitam de melhorias e a orientar a implementação de novas ações para promover um ambiente de trabalho saudável e produtivo.

PRÁTICAS INTEGRATIVAS E COMPLEMENTARES EM SAÚDE (PICS)

As PICS são ações e recursos terapêuticos recomendados pela OMS complementares à medicina convencional. Seu uso foi regulamentado no Brasil por meio da Portaria nº 971, de 3 de maio de 2006, que instituiu a Política Nacional de Práticas Integrativas e Complementares (PNPIC) no SUS. As práticas integrativas devem ser utilizadas aliadas e complementares às demais ações de prevenção, promoção e recuperação da saúde do trabalhador, não sendo substitutas de tratamento e acompanhamento tradicionais, visto que sua indicação se baseia na saúde holística do trabalhador.

As PICS são práticas denominadas pela Organização Mundial da Saúde (OMS) de medicinas tradicionais, complementares e integrativas (MTCI) e podem ser aplicadas por meio de abordagens diversas, como: acupuntura, fitoterapia, quiropraxia, reflexoterapia, reiki, meditação, musicoterapia, naturopatia, terapia comunitária integrativa, terapia de florais, apiterapia, aromaterapia, arteterapia, ayurveda, biodança, bioenergética, constelação familiar, cromoterapia, dança circular, geoterapia, hipnoterapia, homeopatia, imposição de mãos, medicina antroposófica/antroposofia aplicada à saúde, acupuntura, osteopatia, ozonioterapia, shantala, termalismo social/crenoterapia e yoga, entre outras.

Essas práticas podem ser utilizadas em diversas situações clínicas, não somente as relacionadas a saúde mental e a condições psicossomáticas, mas também como abordagem terapêutica complementar em casos de doenças crônicas não transmissíveis, respiratórias e alérgicas, o que reduz o número de intervenções hospitalares e emergenciais. Assim, contribui-se para a melhoria da qualidade de vida dos trabalhadores, de modo que ocorre diminuição de absenteísmos e aumento da produtividade e lucratividade da empresa.

As PICS visam estimular os mecanismos naturais de prevenção de agravos e recuperação da saúde por meio de técnicas eficazes e seguras, que podem ser realizadas pelos profissionais de saúde e terapeutas habilitados, com ênfase na escuta acolhedora, no desenvolvimento do vínculo terapêutico e na integração do ser humano com o meio ambiente e a sociedade. Com isso, é possível fortalecer a autonomia e o autocuidado e reduzir a farmacodependência.

Você já foi proprietário de uma farmácia?

Ansiedade: Brasil vende 123 mil caixas de remédio tarja preta por dia

Provavelmente, sim! Como vemos na manchete, o uso de medicamentos faz parte do cotidiano de muitos brasileiros. Não é difícil lembrar de algum conhecido e/ou familiar que faz uso de várias medicações ao longo do dia, muitas delas sem prescrição. Somos estimulados a tomar medicamentos desde a infância. Um analgésico, um antitérmico... quantos de nós não temos uma caixinha de medicamentos em casa (uma "farmacinha" individual) ou uma necessaire com um relaxante muscular para levar para o trabalho?

O uso de medicamentos não deve ser motivo de culpa e/ou vergonha para os trabalhadores, independentemente da classe farmacológica ou indicação, mas o seu uso deve ser feito com parcimônia e, principalmente, fazer parte de um tratamento prescrito por um médico, ou ainda, no caso de algumas medicações, preestabelecidas por um enfermeiro, devido aos perigos dos possíveis efeitos colaterais e das interações medicamentosas. Vivemos em uma cultura de uso indiscriminado e exagerado de medicamentos, promovida devido ao fácil acesso aos remédios e à desinformação das pessoas, que geralmente nem imaginam as consequências desse mau uso para o organismo a curto, médio e longo prazo. Por isso, é fundamental o papel dos profissionais da saúde do trabalhador, em especial o da enfermagem do trabalho, que realiza o atendimento ambulatorial dos trabalhadores. As informações sobre os atendimentos, as medicações que foram prescritas e administradas, bem como as que os trabalhadores já fazem uso, além de inseridas no prontuário individual de cada trabalhador, devem ser planilhadas para que a EST possa analisar e entender quais são as medicações mais utilizadas, o motivo de sua prescrição, se as prescrições e dosagens estão atualizadas e corretas, se o trabalhador teve todas as orientações esclarecidas em relação ao seu diagnóstico, ao tratamento e sua duração, aos efeitos colaterais e seus impactos na vida pessoal e no trabalho, assim como se ele teve orientações sobre as alternativas e outras medidas complementares para otimizar o resultado. Somente após analisar esses dados e realizar o acompanhamento desses trabalhadores é possível contribuir de forma assertiva no seu tratamento, com orientações e indicações de alguma prática integrativa que possa otimizar e/ou atenuar os efeitos colaterais do seu tratamento convencional.

Para a implantação de uma ou mais PICS, é necessária a assessoria de profissionais especialistas e legalmente habilitados, de acordo com cada abordagem. Em conjunto com a equipe de saúde do trabalhador, esses profissionais devem criar campanhas, ações e até espaços para a realização das práticas, levando em conta as demandas e singularidades do público-alvo, bem como seus aspectos físicos, emocionais, mentais, sociais e espirituais, desmistificando a ligação com religiosidade. Fortalecer e disseminar as práticas integrativas como estratégias para o gerenciamento da saúde física e mental dos trabalhadores, apresentando evidências e dados científicos sobre seu uso, amplia os cuidados com a saúde do trabalhador e proporciona uma visão aumentada do processo saúde-doença, com enfoque na prevenção primária e na promoção global do cuidado. Isso gera um fluxo de bem-estar crescente no ambiente, tanto dentro quanto fora do trabalho.

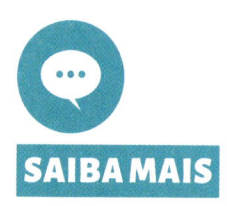

SAIBA MAIS

Saiba mais sobre a Política Nacional de Práticas Integrativas e Complementares (PNPIC) no link: https://bvsms.saude.gov.br/bvs/publicacoes/politica_nacional_praticas_integrativas_complementares_2ed.pdf. Acesso em: 4 nov. 2024.

PLANO DE ATENDIMENTO DE URGÊNCIA E EMERGÊNCIA DE SAÚDE DO TRABALHADOR

Trata-se de um conjunto organizado de procedimentos e diretrizes criados por uma organização para gerenciar e responder de maneira eficaz a situações de urgência e emergência no ambiente de trabalho.

Esse plano deve prever os procedimentos e atendimentos individuais ou em cenários de emergência, bem como os meios, recursos, materiais, equipamentos e profissionais necessários para atendimento pré-hospitalar, resgate e primeiros socorros. Deve conter informações sobre como será realizado o encaminhamento das vítimas de: mal súbito, intercorrências clínicas e/ou psicológicas e de acidentes de trabalho. Deve detalhar como será feito o abandono de área (se for preciso) e, quando aplicável, as medidas necessárias para os cenários de emergência de grande magnitude, além de prover diretrizes para o acompanhamento de saúde e o suporte dos trabalhadores que precisaram de atendimento, incluindo assistência médica, de enfermagem e apoio psicológico.

Situações de urgência e emergência na saúde do trabalhador decorrentes de intercorrências clínicas, psicológicas e traumáticas podem ocorrer a qualquer momento nas organizações, e os profissionais de saúde do trabalhador devem estar preparados para agir. Faz parte de suas atribuições realizar atendimento pré-hospitalar, acolher o trabalhador vítima de acidente e/ou mal súbito conforme normas regulamentadoras – de acordo com prioridades da triagem e protocolos da instituição – e executar as intervenções necessárias e o encaminhamento da vítima a serviços hospitalares de referência de acordo com a condição clínica, o grau de complexidade e os protocolos da instituição. Para o auxílio nesse atendimento, a EST, com socorristas e cipeiros (integrantes da CIPA) realizarão os primeiros socorros. Para executarem os procedimentos e ações de maneira ágil e segura, deverão passar por treinamentos e simulações contínuas e periódicas, em conjunto com a equipe de enfermagem e médica da empresa.

Um dos itens básicos do plano são os procedimentos operacionais padrão (POPs) de urgência e emergência na saúde do trabalhador, que trazem as diretrizes detalhadas de atendimento, indicando as técnicas e condutas que devem ser executadas e as responsabilidades e o limite de atuação legal de cada um dos membros da equipe de saúde do trabalhador (socorristas, bombeiros e demais trabalhadores). Nessas situações, os POPs são uma peça fundamental para assegurar que as respostas a situações críticas sejam rápidas, seguras, eficazes e coordenadas, minimizando riscos e danos.

Os POPs de atendimento pré-hospitalar (APH) e de primeiros socorros devem ser elaborados e revisados periodicamente – de preferência a cada ano ou em intervalos menores – pelos membros da equipe de saúde do trabalhador, com diretrizes claras e específicas para cada tipo de intercorrência clínica, psicológica e traumática na saúde do trabalhador. Isso garante a padronização das ações e serve como base para os treinamentos e simulações que devem contar com a participação da equipe de saúde do trabalhador, dos socorristas da empresa, bombeiros (quando existentes na empresa) e demais trabalhadores, garantindo que todos saibam exatamente o que fazer nas situações de urgência e emergência, independentemente de quem está presente, o que aumenta a segurança da vítima e melhora seu prognóstico.

Brumadinho é maior acidente de trabalho já registrado no Brasil

O resgate desesperado de uma mulher enlameada, helicópteros carregando corpos constantemente e famílias desesperadas em busca de familiares desaparecidos.

O desastre de Brumadinho, por exemplo, classificado como o acidente de trabalho com o maior número de vítimas no Brasil, reforça de maneira contundente a importância de um plano de atendimento de urgência e emergência de saúde do trabalhador, devidamente estruturado pelas empresas.

Os procedimentos e as ações componentes do plano de atendimento de urgência e emergência de saúde do trabalhador devem prever situações com uma ou mais vítimas, com múltiplos feridos e acidentados. Para esses casos, devem-se incorporar nesse planejamento ações do Plano de Auxilio Mútuo (PAM), que tem como objetivo a integração das empresas, por meio dos profissionais da saúde e segurança do trabalhador, com o município, o Corpo de Bombeiros, a Polícia Militar e a Defesa Civil para planejar e criar estratégias para primeiros socorros, atendimento pré-hospitalar, resgate, remoção de pessoas e abandono de área em situações de acidentes com múltiplas vítimas e catástrofes. Com o compartilhamento de recursos humanos e materiais, garante-se a atuação de emergência.

A incorporação do PAM dentro de um plano de urgência e emergência traz inúmeros benefícios para as organizações, os órgãos públicos e a comunidade. A comunicação clara e eficiente com serviços de emergência externos, tais como ambulâncias, bombeiros e hospitais de referência, possibilita a triagem e o acesso mais rápido ao tratamento. A triagem é uma ferramenta imprescindível para os profissionais de saúde do trabalhador nessas situações, pois categoriza as vítimas de acordo com a gravidade, estabelecendo uma ordem de atendimento e de alocação de recursos (humanos, de infraestrutura, materiais, transporte) disponíveis. De acordo com os protocolos de suporte básico de vida do Ministério da Saúde, em casos de eventos com mais de cinco vítimas é recomendada a utilização do método

START (simple triage and rapid treatment; em português, triagem simples e tratamento rápido), método amplamente utilizado ao redor do mundo. Com ele é possível categorizar e identificar as vítimas por meio de pulseiras, tags, lonas ou placas com as cores predefinidas, conforme prioridade de tratamento e transporte, aumentando as chances de sobrevivência das pessoas em estados mais graves.

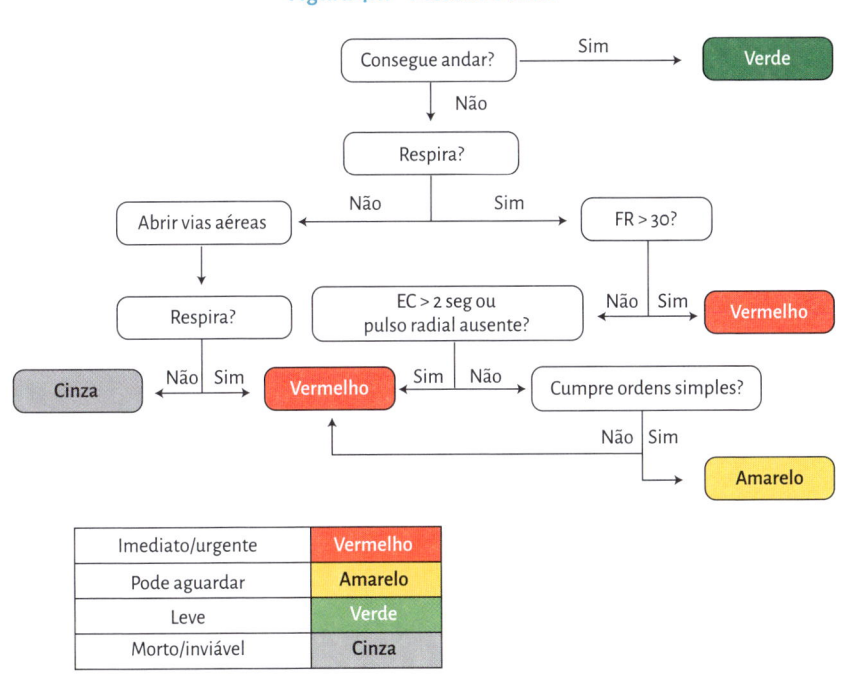

Figura 4.1. – Método START

```
Consegue andar? --Sim--> Verde
      |
      Não
      ↓
   Respira?
   ↙     ↘
  Não    Sim
   ↓      ↓
Abrir vias aéreas   FR > 30?
                    ↙     ↘
                  Não     Sim → Vermelho
   ↓
Respira?         EC > 2 seg ou
                 pulso radial ausente?
                  Sim    Não
 Não  Sim          ↓      ↓
Cinza  → Vermelho       Cumpre ordens simples?
                         Não  Sim
                          ↓    ↓
                                Amarelo
```

Imediato/urgente	Vermelho
Pode aguardar	Amarelo
Leve	Verde
Morto/inviável	Cinza

Fonte: adaptado de Brasil (2016).

O PAM também possibilita uma abordagem estruturada e coordenada para a gestão de emergências a fim de assegurar que todos saibam suas responsabilidades e tarefas específicas, o que vai ajudar a manter a ordem em situações de alta pressão e caos, e a responder a essas situações de modo organizado e eficaz.

O plano de atendimento de urgência e emergência de saúde do trabalhador, com um olhar holístico, possibilita mitigar danos para os trabalhadores, a empresa, o governo e a sociedade, além de garantir atendimento rápido e eficiente após um acidente de trabalho, ou uma intercorrência clínica e/ou psicológica, envolvendo um ou mais trabalhadores.

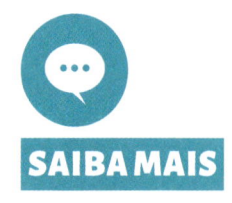

SAIBA MAIS

Saiba mais sobre o plano de atendimento de urgência e emergência de saúde do trabalhador em: https://bvsms.saude.gov.br/bvs/publicacoes/protocolo_suporte_basico_vida.pdf. Acesso em: 4 nov. 2024.

INOVAÇÕES APLICADAS À SAÚDE DO TRABALHADOR

Estamos na vanguarda da Quarta Revolução Industrial (indústria 4.0), vivendo em meio a transformações significativas no desenvolvimento das tarefas e relações de trabalho, que hoje contam com o uso de tecnologias avançadas como automação, big data, internet das coisas (IoT), Wi-Fi, drones e robôs com IA para monitoramento dos locais de trabalho e identificação de riscos ocupacionais, entre outros recursos. As healthtechs na saúde do trabalhador são um conjunto dessas inovações e metodologias que otimizam as ações e programas voltados para a prevenção, promoção e proteção da saúde integral dos trabalhadores, além do diagnóstico e tratamento de diversas doenças e acidentes relacionados ao trabalho e outros agravos que podem afetar a saúde e segurança do trabalhador.

Tecnologias e metodologias inovadoras devem ser utilizadas como aliadas dos profissionais do SESMT em todo o processo de mitigação de riscos e gerenciamento da saúde e segurança do trabalhador, transformando significativamente a forma como ela é gerenciada e monitorada por meio de softwares específicos de SST e big data para facilitar a sistematização de dados de saúde e a análise rápida de grandes volumes de informação. O uso de tecnologias e metodologias inovadoras possibilita também a resolução de problemas e a redução de danos de maneira ágil e assertiva.

Prontuário Eletrônico de Saúde do Trabalhador (PEST)

Com as recentes reformulações das normas regulamentadoras e o crescente investimento das empresas em tecnologias da informação (TI), digitalização e informatização dos processos do SESMT, o PEST ganhou ainda mais respaldo para sua implementação na saúde do trabalhador. Atualmente, já é uma realidade em muitas organizações, que tornaram digitais informações do PCMSO, registros de dados clínicos, atestados médicos e de saúde ocupacional, resultados de exames complementares, históricos de saúde, atendimentos da equipe multiprofissional de saúde do trabalhador, prescrições, acompanhamentos de saúde, orientações e treinamentos recebidos, entre outros. Esses itens garantem um atendimento holístico à saúde do trabalhador.

O PEST facilita a gestão da saúde dos trabalhadores ao permitir que a equipe de saúde do trabalho acesse as informações simultaneamente e de forma rápida em múltiplos espaços, otimizando as decisões acerca das medidas e ações que devem ser tomadas para o acompanhamento, a recuperação e a reabilitação do trabalhador. Esses dados devem ser criptografados, independentemente de estarem no local ou em servidores de nuvem remotos, com acesso apenas à equipe médica e de enfermagem (para os demais profissionais de saúde, somente quando autorizado pelo médico responsável pelo PCMSO), pois assim como o prontuário físico, o prontuário digital do trabalhador é um documento sigiloso protegido por leis e normas, como a Lei Geral de Proteção de Dados Pessoais (LGPD), a Constituição Federal e resoluções do Conselho Federal de Medicina (CFM), que visam garantir a segurança dos dados sensíveis e regulamentar o acesso aos prontuários, garantindo a privacidade e intimidade dos trabalhadores/pacientes. É ilegal o acesso ou a liberação do prontuário ou parte dele fora destas regras, cujo não cumprimento pode trazer consequências tanto para os profissionais envolvidos quanto para a organização.

Telessaúde

Com o avanço das tecnologias de informação e comunicação, o acesso aos atendimentos de saúde remotos se tornou mais amplo, seja para questões físicas ou psicológicas, com qualidade e agilidade nos diagnósticos, tratamento e acompanhamento, trazendo ganhos para os trabalhadores e gestores. Uma das vantagens dos serviços de saúde a distância é que chegam até áreas remotas ou com poucos recursos, além de otimizar o tempo, já que o trabalhador não precisa se deslocar do local de trabalho para realizar consultas, acompanhamentos, triagens ou orientações com profissionais de saúde. Quando o trabalhador atua de maneira presencial é essencial que a equipe de saúde do trabalhador, em conjunto com os gestores da empresa, preveja e crie locais adequados para que esses atendimentos sejam realizados de maneira segura e sigilosa, evitando imprevistos e/ou desconforto para o trabalhador.

E-learning

A realização de treinamentos, palestras, campanhas, oficinas e workshops em ambientes virtuais de aprendizagem, no formato de programas on-line, sites, aplicativos ou e-mails mostrou-se eficaz à promoção da saúde do trabalhador. Com a utilização dessa tecnologia, os trabalhadores podem receber as informações dos profissionais da saúde a qualquer momento, de maneira síncrona ou assíncrona, basta estar conectado à internet, em um local tranquilo e seguro e ter o tempo necessário. Pensando nesses fatores, ao longo do desenvolvimento das ações é necessário pensar com os gestores sobre a inclusão digital. Não basta ter o material se ele não é acessível para todos; é necessário pensar em outras estratégias ou ações que de fato propiciem a inclusão digital e o acesso a essas informações e tecnologias para todos os trabalhadores. Quando bem planejado e estruturado, o e-learning é um excelente aliado para a educação, o treinamento e a criação de uma cultura organizacional voltada para a saúde e a segurança dos trabalhadores. Aplicativos de saúde e bem-estar são ferramentas que contribuem para o processo de ensino-aprendizagem e para a promoção de hábitos saudáveis, ocasionando a redução do estresse. Para sua indicação e utilização é necessária a curadoria dos profissionais de saúde do trabalhador, que validarão a qualidade das informações e orientações fornecidas por cada aplicativo a fim de garantir que os trabalhadores possam usufruir plenamente dos seus benefícios de maneira segura.

Inteligência artificial (IA)

A IA pode ser utilizada em diversos contextos na saúde do trabalhador, como no desenvolvimento de soluções inovadoras para melhorar a saúde, a segurança, a eficiência e o bem-estar no ambiente de trabalho; e na personalização e criação de programas de treinamento e simulações realísticas, com base nas necessidades e no progresso de cada trabalhador, para tornar o aprendizado mais eficaz e eficiente, possibilitando uma avaliação de desempenho por meio de gráficos e dashboards com informações, métricas e indicadores de cada ação.

O monitoramento dos níveis de exposição dos trabalhadores a agentes de riscos ocupacionais potencialmente prejudiciais ao seu organismo e a análise dos dados de saúde do trabalhador durante sua jornada laboral é simplificada com a IA, por meio do uso de relógios inteligentes e outros wearables (tecnologias vestíveis), que podem registrar os sinais vitais, como a frequência cardíaca, monitorar os níveis de estresse e as atividades físicas e analisar os movimentos dos trabalhadores para identificar posturas inadequadas ou repetitivas que possam causar lesões. A IA é capaz de sugerir correções e recomendações personalizadas de ergonomia, ajudando a ajustar as estações de trabalho para cada indivíduo com base em suas tarefas e características físicas. Com os dados fornecidos é possível monitorar e gerenciar a saúde de trabalhadores com doenças crônicas, como diabetes ou hipertensão, ajustar tratamentos e fornecer alertas em tempo real para os profissionais de saúde e para os trabalhadores.

O uso da inteligência artificial possibilita a melhoria do clima organizacional graças à personalização das ações de saúde baseada nas necessidades individuais de cada trabalhador, o que aumenta a sua satisfação. Os algoritmos de IA podem coletar e analisar as emoções e os sentimentos dos empregados por meio de pesquisas de satisfação e feedbacks, identificar o nível de estresse dos trabalhadores e as áreas ou situações de risco, além de fornecer insights detalhados e baseados em dados sobre vários aspectos do clima organizacional para a equipe de saúde do trabalhador propor melhorias que poderão evitar doenças e afastamentos por conta da saúde mental, promovendo um ambiente de trabalho mais saudável e equilibrado. Já os chatbots e assistentes virtuais facilitam a comunicação e transmissão de informações de saúde para os trabalhadores com suporte instantâneo, respondem a perguntas e dúvidas comuns de saúde e ajudam no agendamento de consultas e exames. Com a IA, o processo de verificação de conformidade e as auditorias internas de saúde se tornaram mais ágeis e eficazes, ajudando a garantir que todas as leis, regulamentações e políticas de saúde e segurança do trabalhador sejam seguidas, pois monitoram atividades e geram relatórios de conformidade automaticamente.

Realidade virtual (VR) e realidade aumentada (AR)

Com uso da VR é possível criar um ambiente totalmente imersivo em que os trabalhadores podem treinar suas habilidades para replicar em situações reais. Já na AR é possível fazer a sobreposição de elementos digitais (como imagens, sons ou outras informações) no mundo real utilizando smartphones, tablets ou óculos AR. Ambas as tecnologias permitem a realização de treinamentos por meio de simulações imersivas que replicam situações de urgência e emergência, primeiros socorros, atendimento pré-hospitalar e a vivência em locais com riscos ocupacionais e locais de trabalho perigosos. Simular essas situações permite realizar as práticas com maior segurança e reduz o risco de acidentes e lesões durante o treinamento, além de minimizar os custos associados a treinamentos presenciais e possíveis danos a equipamentos.

Robótica

O uso de robôs para realizar tarefas perigosas, como o manuseio de materiais tóxicos ou a inspeção em áreas de difícil acesso, contribui significativamente para a redução dos números de acidentes de trabalho. Já o uso de exoesqueleto portátil é uma solução robótica em que os trabalhadores vestem dispositivos que auxiliam os movimentos humanos, proporcionando suporte físico e redução do esforço muscular necessário para realizar determinadas tarefas, como carregar, descarregar ou elevar cargas de diferentes pesos e volumes, o que diminui o risco de lesões por esforço repetitivo ou postura incorreta. A inovação em saúde do trabalhador não se restringe a softwares e sistemas de registros eletrônicos de saúde. Como podemos ver, há várias outras aplicações dessas tecnologias que não apenas melhoram a saúde e a segurança dos trabalhadores, mas também contribuem para o aumento de sua qualidade de vida, aumentando a produtividade da empresa e a satisfação no trabalho.

METODOLOGIAS ATIVAS

As metodologias ativas são abordagens educacionais que colocam o trabalhador como protagonista do processo de ensino-aprendizagem, incentivando a participação ativa, o pensamento crítico e a aplicação prática do conhecimento. Na educação dos trabalhadores, essas metodologias são especialmente eficazes porque facilitam a aquisição de habilidades e conhecimentos diretamente relevantes para o ambiente de trabalho. Quando falamos de educação dos trabalhadores, devemos colocar em prática os conceitos da andragogia, ou ensino para adultos.

Diferente da pedagogia, que se volta para a educação infantil, a andragogia reconhece que os adultos possuem características únicas que interferem nesse processo como uma vasta experiência prévia para o ambiente de aprendizado, o que demanda um ensino personalizado. São pessoas motivadas principalmente por fatores internos, como autovalorização e satisfação pessoal, que precisam aprender algo que faça sentido para sua vida profissional e pessoal. Quando utilizamos esses conhecimentos da andragogia alinhados às metodologias ativas, conseguimos desenvolver múltiplas estratégias para a implementação das ações de saúde do trabalhador, despertando o interesse, o envolvimento e o engajamento dos trabalhadores. Principais estratégias:

- **Cases:** com a ajuda da aprendizagem baseada em problemas (PBL), os trabalhadores enfrentam problemas reais ou simulados relacionados a situações que podem ser vivenciadas no seu ambiente de trabalho ou fora dele. A discussão de cases permite o desenvolvimento de habilidades de resolução de problemas e pensamento crítico, além de promover a colaboração entre colegas e a criação de novos vínculos, ajudando-os a aprender uns com os outros e a desenvolver habilidades de trabalho em equipe.

- **Gamificação:** o uso de jogos, sejam físicos ou digitais, com variedade quase infinita de possibilidades (tabuleiro, cartas, quiz, gincanas, webgincanas, scape games, entre outros), permite que o trabalhador desenvolva novas competências e habilidades de maneira lúdica com regras e intencionalidades educacionais predefinidas. O uso de elementos de design de jogos (medalhas, recompensas, pontuação, classificações, desafios) é uma estratégia altamente eficaz para o ensino-aprendizagem na promoção da saúde do trabalhador, pois aumenta o engajamento, a motivação, a retenção de informações e a integração entre os trabalhadores de uma maneira divertida e leve, com a mediação dos profissionais de EST.

- **Storytelling:** a contação de histórias é uma ferramenta valiosa na promoção da saúde do trabalhador, capaz de transformar informações estáticas em narrativas vivas e envolventes e de criar conexões emocionais entre os trabalhadores, motivando e educando para a mudança de comportamentos e hábitos deletérios à saúde física e mental, de modo que se fortalece a cultura organizacional e de saúde e segurança. Por meio do storytelling podemos transmitir informações e conceitos complexos de saúde de maneira simples e acessível, facilitando a compreensão e a retenção de informações, com analogias e exemplos dentro de histórias para ilustrar como certas práticas de saúde podem ser aplicadas no cotidiano dos trabalhadores.

- **Role-playing e simulação:** permitem que os trabalhadores experenciem, pratiquem e aprendam situações reais em um ambiente controlado e seguro. Inúmeras práticas podem ser simuladas com os trabalhadores, como emergências clínicas, traumáticas e psiquiátricas, com ou sem sinistro, utilizando manequins, materiais, insumos, VR e AR, que permitem o treinamento das técnicas de primeiros socorros e evacuação, simulações de postura e movimentação para treinamentos e programas de ergonomia, com cenários de trabalho onde os trabalhadores podem praticar posturas corretas e técnicas de levantamento seguro para prevenção de lesões musculoesqueléticas, entre outras.

- **World café:** é uma metodologia participativa que pode ser utilizada de forma eficaz na promoção da saúde do trabalhador. Essa abordagem facilita a criação de diálogos colaborativos em grupos de diversos tamanhos, visando aproveitar a inteligência coletiva para analisar questões relevantes sobre a saúde holística do trabalhador em um ambiente acolhedor e funcional, mediado pelos profissionais de saúde do trabalhador, que serão responsáveis por explicar as regras e a intencionalidade da ação, além de fazer perguntas chaves que serão abordadas nas rodas de discussão e análise pelos subgrupos formados ao longo da ação. No fim da atividade, com o apoio do mediador, os diferentes grupos compartilham suas ideias e aprendizados acerca dos assuntos e das questões abordadas durante o processo de construção colaborativa, promovendo a cocriação de soluções, a troca de experiências, o conhecimento e o aprendizado entre pares.

- **Cine debate:** trata-se da exibição de filmes, animações, séries ou documentários relevantes a questões relacionadas à saúde física e mental dos trabalhadores, com a intencionalidade educativa de sensibilizar, ilustrar, simular e/ou transmitir uma informação previamente definida pela equipe de saúde do trabalhador. Permite um ambiente propício para a discussão e reflexão coletiva.

- **Design thinking:** essa estratégia valoriza a colaboração, a criatividade e a experimentação entre os trabalhadores, enfatizando a importância de abordar problemas de maneira holística e integrada, com o trabalhador como aliado da equipe de saúde para criar soluções para sua saúde física e mental que vão além do óbvio e que incorporem suas perspectivas pessoais dentro e fora do ambiente de trabalho. O design thinking é um método colaborativo e iterativo para a realização de algumas etapas ao longo de seu processo, entre elas: empatia, definição, ideação, prototipagem e teste. Essas etapas não precisam ser obrigatoriamente lineares; elas devem ser flexíveis, podendo se sobrepor e se repetir, a depender das informações coletadas e dos insights dos trabalhadores, para se adaptar às necessidades do problema e às descobertas feitas ao longo do caminho, com o objetivo de promover a inovação centrada no usuário e a resolução eficaz dos desafios de SST.

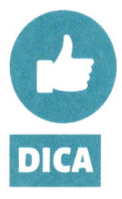

> **DICA**
>
> Para saber mais, leia o livro *Jogos digitais, gamificação e autoria de jogos na educação*, de Murilo Henrique Barbosa Sanches.

Reflexão

Na hora de escolher uma ou mais estratégias para colocar em ação, a equipe de saúde do trabalhador deve atentar-se para a inclusão de neurodivergentes, pessoas com deficiências e para quaisquer outras singularidades dos trabalhadores. A melhor estratégia ou combinação de estratégias é aquela que atende e engaja 100% do seu público alvo. Não é possível esperar resultados incríveis com programas e ações genéricos, que não cativam, não são palatáveis e não atendem às necessidades de todas as partes envolvidas. Não existe receita pronta na hora escolher a melhor estratégia para os programas e as ações de saúde do trabalhador.

DESAFIO

Vamos fazer um projeto real?

Vamos colocar em prática os conhecimentos adquiridos nos capítulos que vimos até aqui. Crie um projeto para implementação de um ou mais PSTs, com ações holísticas de saúde e metodologias ativas para os trabalhadores da empresa em que você trabalha atualmente ou para aquela na qual você sonha em trabalhar. Sugestão: utilize a ferramenta 5W2H.

Quadro 4.1 – Ferramenta 5W2H

5W2H						
What (o quê)	Why (por quê)	Where (onde)	When (quando)	Who (quem)	How (como)	How much (quanto custa)
Define-se claramente o que será feito no plano, com objetivos e metas específicas.	Explica-se a razão pela qual o plano está sendo implementado e delineiam-se os benefícios esperados e os problemas que serão resolvidos.	Identifica-se o local onde as atividades serão realizadas, seja dentro da organização ou em locais externos.	Determina-se o cronograma para a implementação do plano, bem como os prazos e datas para cada etapa.	Especifica-se quem será responsável por cada atividade dentro do plano, com tarefas e papéis claros.	Descrevem-se o método ou os procedimentos que serão utilizados para executar as atividades planejadas.	Calcula-se o custo estimado para a implementação do plano, incluindo recursos financeiros, materiais e humanos necessários.

INSIGHT PREVENCIONISTA

Ao longo dos meus anos de atuação como enfermeira do trabalho, pude colocar em prática todas as etapas das ações de saúde do trabalhador, desde planejamento, prospecção e implantação dos programas, análise de risco e financeira até desenvolvimento de políticas e procedimentos. Parece simples na visão de um leigo, que pode pensar que basta ensinar ressuscitação cardiopulmonar (RCP), aferir sinais vitais, realizar orientações de saúde, entre outras tantas ações que realizamos e que sabemos que são complexas, requerem estudo, planejamento, avaliação e melhoria contínua, criatividade e inovação, além do fator principal, que é o protagonismo da enfermagem. Isso significa tomar para si as responsabilidades que nos cabem, e não terceirizar a realização dessas ações – podemos sim e devemos contar com a ajuda de todos da equipe do SESMT e da empresa, mas temos que ser participantes ativos de todo o processo, como educadores e líderes das ações. Profissionais de enfermagem do trabalho: vamos ser protagonistas!

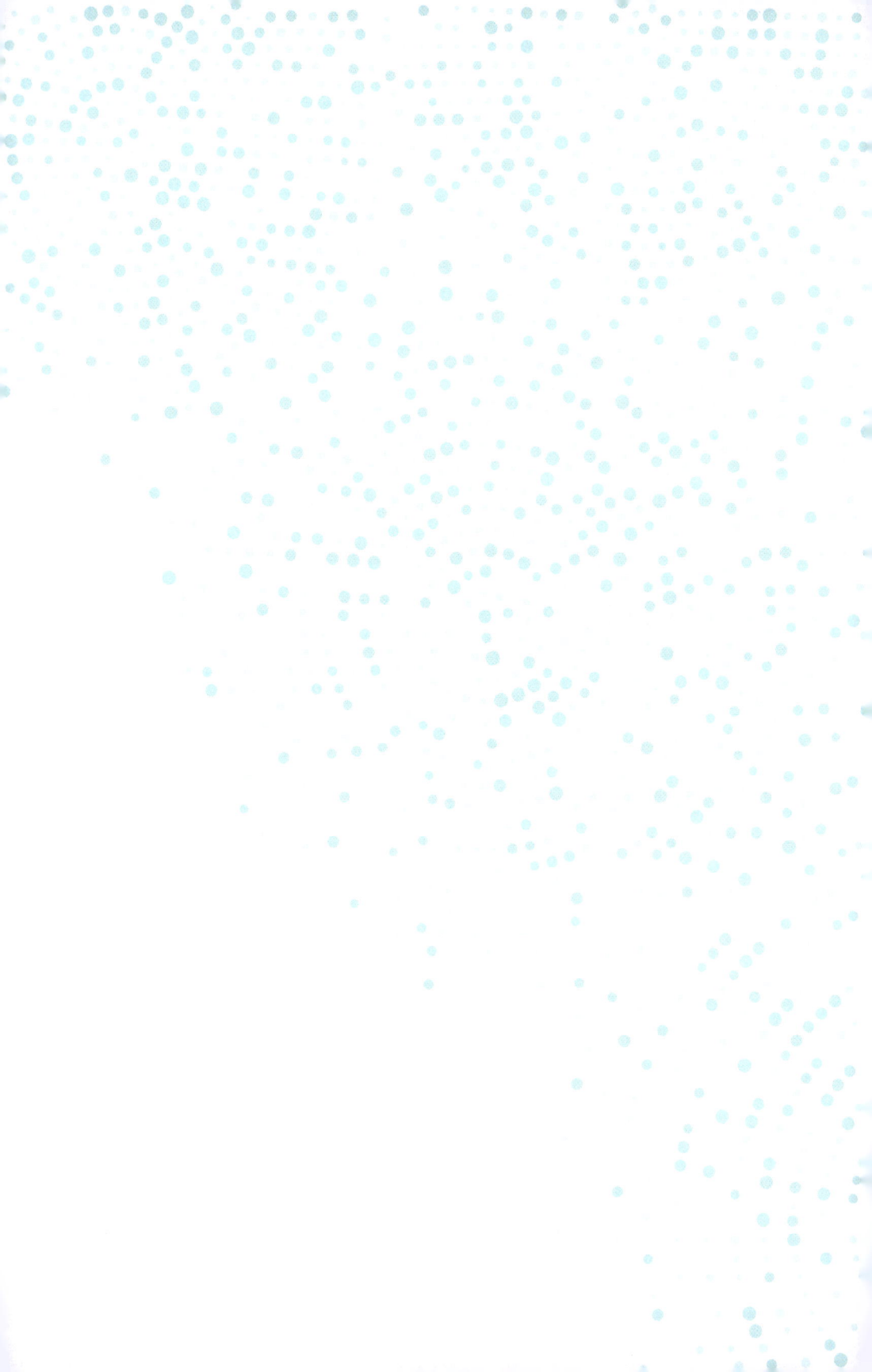

Capítulo 5

Sustentabilidade na saúde do trabalhador

Qual a relação dos impactos ambientais com a saúde do trabalhador?

Mudanças climáticas causam riscos à saúde de 70% dos trabalhadores, diz ONU

De acordo com relatório, as consequências podem incluir câncer, doenças cardiovasculares, doenças respiratórias, disfunções renais e problemas de saúde mental

São assuntos totalmente interligados, caro leitor, como podemos ver nessa manchete. As mudanças climáticas que ocorrem em todo o mundo como consequência das ações antrópicas negativas, como a queima de combustíveis fósseis, o desmatamento, a agricultura e a pecuária, os processos industriais e o uso de compostos químicos em grande escala, são fatores adicionais para o comprometimento da saúde dos trabalhadores.

MEIO AMBIENTE E A SAÚDE DO TRABALHADOR

A saúde holística dos trabalhadores depende de vários fatores, incluindo os aspectos dentro e fora do ambiente laboral. A garantia da preservação do meio ambiente ecologicamente equilibrado como um fator de qualidade de vida das pessoas é um direito estabelecido pelo artigo 225 da Constituição Federal.

O meio ambiente afeta a saúde, a segurança e o bem-estar físico e mental dos trabalhadores de diversas formas. Por exemplo, a emergência climática, o aumento das temperaturas e a redução e concentração da precipitação, que aumentam a ocorrência de desastres e eventos climáticos extremos, com perdas de vidas, materiais e propriedades, aumentam a disparidade econômica e social entre as pessoas e provocam insegurança, diminuição da produtividade no trabalho e até mesmo da capacidade cognitiva dos trabalhadores, fazendo crescer o número de acidentes de trabalho e de doenças ocupacionais e comunitárias.

De acordo com dados divulgados pela Organização Internacional do Trabalho (OIT) em 2024, as altas temperaturas provocam diversas consequências deletérias na saúde dos trabalhadores, como câncer, doenças cardiovasculares, doenças respiratórias, problemas de saúde mental e até mesmo doença renal crônica associada ao estresse térmico no local de trabalho (CSB, 2024). Esses dados mostram que anualmente, em todo o mundo, temos mais de 18.960 mortes relacionadas ao trabalho por câncer de pele não melanoma, decorrente de exposição à radiação UV, e 15 mil mortes relacionadas ao trabalho devido à doenças parasitárias e transmitidas por vetores.

Uma das soluções utilizadas pelas organizações para amenizar as altas temperaturas são os aparelhos de ar-condicionado, que, em contrapartida, são um dos principais responsáveis pela emissão de gases de efeito estufa e contribuem para aquecer ainda mais o planeta; com isso, a demanda por ar-condicionado aumenta e é criado um ciclo vicioso que intensifica o aquecimento global, causando danos à saúde dos trabalhadores. Além disso, o uso do ar-condicionado representa outro perigo para saúde dos trabalhadores, descrito como Síndrome do Edifício Doente (SED). Essa síndrome é reconhecida pela OMS como um conjunto de doenças causadas ou estimuladas pela poluição do ar em espaços fechados, principalmente recintos com ar-condicionado central sem manutenção periódica e por equipamentos antigos, devido à diminuição da taxa de circulação do ar e à concentração de pessoas no mesmo espaço, o que aumenta a possibilidade de transmissão de agentes patogênicos, fungos, vírus, bactérias ou protozoários responsáveis por doenças respiratórias, dermatites, conjuntivites, entre outras doenças. Para mitigação de tais efeitos é essencial a adoção de práticas de saneamento do meio e higiene ocupacional.

A poluição do ar é outro fator de risco importante para a saúde do trabalhador, devido à presença ou ao lançamento de substâncias tóxicas, como partículas finas, dióxido de nitrogênio, monóxido de carbono e compostos orgânicos voláteis, no ambiente atmosférico em concentrações suficientes para interferir direta ou indiretamente no meio ambiente, na saúde, na segurança e no bem-estar das pessoas. Os trabalhadores que atuam como operadores de veículos pesados e máquinas agrícolas, mineradores, operários de complexos industriais e usinas termelétricas, motoristas, motociclistas, guardas de trânsito, entre outros, possuem maior risco de exposição a contaminantes do ar e têm aumentado o risco de adoecimento por doença pulmonar obstrutiva crônica (DPOC), doença cardiorrespiratória devido à diminuição da capacidade pulmonar, exacerbação de sintomas respiratórios, infarto agudo do miocárdio, acidente vascular cerebral, câncer de pulmão, vertigens, confusão mental e comprometimento da coordenação motora, entre outros agravos à saúde do trabalhador. A exposição à poluição do ar também leva ao agravamento de doenças crônicas preexistentes e risco de morte.

Segundo o censo demográfico de 2022, realizado pelo Instituto Brasileiro de Geografia e Estatística (IBGE), apenas 62,5% de todos os brasileiros possuem domicílios conectados à rede de coleta de esgoto. Essa situação de precariedade no acesso a saneamento básico traz inúmeros impactos negativos significativos à saúde dos trabalhadores e à produtividade geral, com propagação de vetores e doenças como diarreias, verminoses, desnutrição, doenças gastrointestinais, cólera, dengue, febre amarela, hepatites, conjuntivites, poliomielite, escabioses, leptospirose, febre tifóide, esquistossomose, malária, cisticercose, teníase, entre outras doenças e agravos até mesmo relacionados à saúde mental, uma vez que pessoas que vivem em áreas de risco e insalubres tendem a ser mais ansiosas e depressivas.

O acesso igualitário a serviços de saneamento básico, como distribuição de água potável, sistema de coleta e tratamento de esgoto, drenagem urbana e coleta de resíduos sólidos, é entendida como uma medida de saúde pública. O saneamento promove inclusão social e a interrupção da cadeia de transmissão de doenças com a eliminação ou diminuição de vetores, melhoria da gestão dos resíduos sólidos, salários mais justos e programas de qualidade de vida do trabalhador, essenciais para mudar essa realidade, uma vez que as pessoas mais atingidas são aquelas com poder aquisitivo menor e moradoras de áreas de risco.

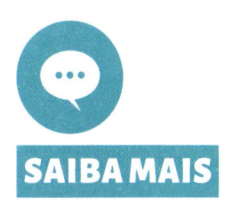

SAIBA MAIS

Na segunda metade do século XIX, Florence Nightingale desenvolveu a Teoria Ambientalista, em que aponta o ser humano como um ser integrante da natureza, um indivíduo cujas defesas naturais são influenciadas por um ambiente saudável ou não. Ou seja, o meio ambiente é fator determinante do processo saúde-doença.

Como implementar ações sustentáveis relacionadas à saúde do trabalhador?

Hortas urbanas: iniciativa que merece ser cada vez mais fomentada

CONHEÇA PROJETOS INSPIRADORES DO SETOR

Alguns shopping centers do país contam com hortas urbanas e essa tendência só tende a crescer já que os benefícios são significativos. A seguir, você conhecerá o quanto essa iniciativa contribui para o meio ambiente e para as comunidades do entorno, inclusive, considerando os colaboradores do empreendimento.

De diversas maneiras! Todas as ações sustentáveis têm relação com a saúde do trabalhador, como pudemos constatar anteriormente. O meio ambiente é um fator primordial na garantia e na promoção da saúde das pessoas; a manchete anterior só comprova essa relação ao trazer um exemplo de ação ambiental totalmente interligado com a saúde dos trabalhadores, o meio ambiente e a sociedade. A iniciativa da criação de hortas urbanas por centros comerciais visa reaproveitar os resíduos orgânicos de comerciantes e das praças de alimentação, contribuindo para a redução da quantidade de resíduos enviados ao aterro sanitário e da emissão de carbono gerada no transporte até esses locais, além de amenizar a temperatura interna dos empreendimentos, o que reduz o consumo de energia e evita o consumo de água pelos equipamentos de refrigeração. Essa ação impacta positivamente a saúde do trabalhador, não só pela preservação do meio ambiente, mas também pela distribuição de hortaliças para os trabalhadores, e ajuda na manutenção da sua saúde física e mental.

DESENVOLVIMENTO SUSTENTÁVEL E SAÚDE DO TRABALHADOR

De acordo com a Organização das Nações Unidas (ONU), desenvolvimento sustentável é aquele capaz de suprir as necessidades da geração atual sem esgotar os recursos para o futuro, garantindo a capacidade de atender às necessidades das próximas gerações (CMMAD, 1991). Para colocar em prática ações compatíveis ao desenvolvimento sustentável, as organizações devem aplicar e integrar os três pilares principais da sustentabilidade:

- **Social:** tornar-se sustentável, sob o ponto de vista social, é indicativo de que a organização se preocupa com seus trabalhadores, clientes, stakeholders a sociedade como um todo, visando construir um futuro mais justo, equitativo e próspero. Ao desenvolver ações socialmente sustentáveis para os trabalhadores, as organizações não somente atendem a legislações, normas regulamentadoras e políticas de saúde, mas colocam em prática as ações holísticas de saúde do trabalhador descritas nos capítulos anteriores, ou seja, proporcionam ao trabalhador um ambiente seguro e saudável física e psicologicamente. A organização deve garantir os direitos humanos do trabalhador e proporcionar um ambiente onde ele se sinta valorizado e contemplado por pautas como diversidade e inclusão, saúde mental, qualidade de vida (pessoal e familiar), desenvolvimento pessoal e profissional, entre outras que atendam às suas necessidades biopsicosocioespirituais. Para a sociedade de maneira geral, as organizações promovem ações de incentivos sociais, culturais, educacionais, de mentoria e apoio aos negócios locais, geração de empregos em regiões carentes e investimentos em infraestrutura nas comunidades próximas, além de implantar medidas de compliance que assegurem a entrega ética dos serviços e/ou produtos.

- **Ambiental:** pilar focado na preservação e na melhoria do meio ambiente para garantir que os recursos naturais estejam disponíveis para as gerações futuras. Envolve a adoção de práticas que minimizem os impactos ambientais negativos das organizações e promovam a sustentabilidade dos ecossistemas, a utilização racional e eficiente dos recursos naturais e energéticos a fim de minimizar desperdícios, a gestão eficiente de recursos, a redução de resíduos e reciclagem, bem como a instalação de fontes renováveis de energia, de infraestrutura verde e de outras tecnologias e estruturas com o objetivo de reduzir as emissões de gases de efeito estufa.

- **Econômico:** esse pilar fomenta o investimento em capital humano e em projetos e ações que são ambientalmente responsáveis e socialmente benéficos, com adoção de novas ferramentas, tecnologias e estruturas que garantam maior desempenho e produtividade com a preservação dos pilares sociais e ambientais. O desenvolvimento de negócios sustentáveis deve engajar todas as partes interessadas (trabalhadores, clientes, stakeholders, fornecedores e comunidade) em suas iniciativas de sustentabilidade, buscando criar valor compartilhado.

Em 2015, a Organização das Nações Unidas (ONU) estabeleceu dezessete Objetivos de Desenvolvimento Sustentável (ODS), ação que também ficou conhecida como Agenda 2030, com 231 indicadores globais que servem de base para uma agenda mundial de construção e implementação de políticas públicas, mobilização de conhecimento, expertise, tecnologia e recursos financeiros, com a sociedade civil, as organizações e o governo trabalhando juntos para garantir a colocação dos ODS em prática para um futuro mais justo, próspero, saudável e sustentável para todos até 2030.

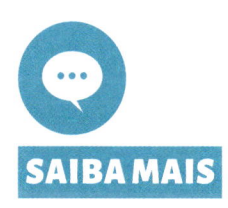

SAIBA MAIS

Para saber mais sobre o assunto, leia o artigo *Como as Nações Unidas apoiam os Objetivos de Desenvolvimento Sustentável no Brasil*, disponível em: https://brasil.un.org/pt-br/sdgs. Acesso em: 24 jun. 2024.

Com as grandes transformações tecnológicas e as mudanças climáticas, econômicas, sociais e das relações de trabalho, a promoção da saúde dos trabalhadores deve ser imperativa para garantir um futuro mais sustentável. Alguns ODS se destacam nessa garantia de ambientes de trabalho saudáveis e seguros:

- **ODS 2 – Fome zero e agricultura sustentável:** seus objetivos são acabar com a fome e garantir a segurança alimentar para todos, com alimentação nutritiva e equilibrada, essencial para assegurar energia física e mental. A falta de nutrientes essenciais e o consumo de alimentos processados e/ou ultraprocessados, além de serem causadores de uma série de doenças cardiovasculares e comprovadamente impactarem de forma negativa a manutenção da saúde mental, acarretam a diminuição da concentração e reflexos lentos, o que aumenta a probabilidade de erros e acidentes no trabalho e reduz a produtividade dos trabalhadores. A manutenção do trabalho decente desempenha um papel crucial na realização desses objetivos de várias maneiras, seja proporcionando renda estável para que os trabalhadores e suas famílias possam obter alimentos, ou por meio da implementação das ações holísticas do Programa de Alimentação do Trabalhador.

- **ODS 3 – Saúde e bem-estar:** visa o acesso universal a serviços de saúde essenciais de qualidade, medicamentos, vacinas e a promoção de saúde física e mental para todos, inclusive no trabalho. As ações de saúde dos trabalhadores, em conjunto com as práticas sustentáveis, se reforçam mutuamente, resultando em benefícios para as empresas, os trabalhadores e a sociedade como um todo.

- **ODS 4 – Educação de qualidade:** visa assegurar a educação inclusiva, equitativa e de qualidade e promover oportunidades de aprendizagem ao longo da vida para todos, para o desenvolvimento de habilidades relevantes, inclusive competências técnicas e profissionais para emprego e trabalho decentes. A capacitação contínua dos trabalhadores ajuda a promover a cultura de saúde e segurança no trabalho, onde o conhecimento sobre práticas seguras e bem-estar dentro e fora da empresa é valorizado e disseminado por trabalhadores mais conscientes, com maior capacidade de resolver problemas, pensamento crítico e comunicação eficaz.

- **ODS 5 – Igualdade de gênero:** tem como objetivo a redução das desigualdades de gênero e a eliminação de todas as formas de discriminação contra as mulheres, inclusive nos ambientes de trabalho, com adoção de políticas sólidas para a promoção da igualdade de gênero e o empoderamento de todas as mulheres, além de um ambiente de trabalho livre de assédio.

- **ODS 8 – Trabalho decente e crescimento econômico:** com a promoção do crescimento econômico inclusivo e sustentável, garante-se a proteção dos direitos trabalhistas e ambientes de trabalho seguros, saudáveis e decentes para mulheres, homens, jovens, pessoas com deficiência e imigrantes, com oportunidades, remuneração e valorização igualitárias.

- **ODS 12 – Consumo e produção responsáveis:** visa otimizar a gestão, alcançar padrões de consumo e de produção sustentáveis e usar de maneira eficiente os recursos naturais, reduzindo significativamente a liberação de gases e resíduos contaminantes no ar, na água e no solo, para minimizar seus impactos negativos sobre a saúde dos trabalhadores e o meio ambiente.

Essas metas demonstram como os ODS estão interligados com a saúde do trabalhador, promovendo não apenas a saúde física e mental, mas também a segurança e o bem-estar geral dos trabalhadores em todo o mundo. A adoção de práticas sustentáveis é fundamental para a criação de ambientes de trabalho e comunidades mais saudáveis, que possibilitem a saúde holística do trabalhador, uma vez que garantem que todos vivam em uma sociedade sustentável, em que os direitos humanos e trabalhistas e a justiça social sejam atendidos, e que tenham acesso universal a uma vida de qualidade, à paz e à cooperação mundial.

Como facilitar a implantação das ações de desenvolvimento sustentável nas organizações?

TRANSFORMAÇÃO ECOLÓGICA

CVM lança resolução para adotar indicadores claros e comparáveis em práticas sustentáveis de empresas que acessam o mercado de capitais

Companhias Abertas, Fundos de Investimento e Companhias Securitizadoras terão a opção de elaborar e divulgar, já a partir de 2024, relatórios anuais sobre ESG. A divulgação deverá ser obrigatória para as Companhias Abertas a partir de 2026. Medida integra o Plano de Transformação Ecológica do Ministério da Fazenda

De diversas maneiras, caro leitor. Umas das formas mais eficazes é a adoção das práticas de environmental, social and governance (ESG) ou, em português, ambiental, social e governança (ASG), por meio das quais as organizações são geridas de maneira mais ética e responsável. Essas práticas desempenham um papel fundamental no avanço de um desenvolvimento sustentável global e promovem a prosperidade econômica, social e ambiental a longo prazo. Como podemos ver na manchete anterior, de acordo com a Comissão de Valores Mobiliários (CVM) e o Ministério da Fazenda, a partir de 2026, companhias abertas, fundos de investimento e companhias securitizadoras brasileiras serão obrigadas a elaborar e divulgar esses relatórios anuais sobre ESG, com informações financeiras relacionadas à sustentabilidade, indicadores e métricas claros. Essa medida da CVM serve como um incentivo para que empresas adotem, proativamente, práticas mais sustentáveis. Com isso, todos ganham, governo, organizações, trabalhadores, sociedade e meio ambiente, ou seja, essa medida garante que as empresas invistam em desenvolvimento sustentável com auxílio do ESG.

ENVIRONMENTAL, SOCIAL, AND GOVERNANCE (ESG)

Em seu relatório *Who cares wins* (ou, em português, *Ganha quem se importa*), de 2004, a ONU incentiva as organizações a implementarem as práticas ESG. Muito além de ser apenas uma sigla, ESG é o conjunto de critérios utilizados para avaliar a sustentabilidade e o impacto ético das organizações e, por isso, possui a capacidade de influenciar decisões de investidores, consumidores e outras partes interessadas. Com as práticas do ESG, as organizações conseguem demonstrar que de fato se importam com a sustentabilidade para todas as partes interessadas (stakeholders): investidores, reguladores, clientes, trabalhadores, governos, comunidades locais, fornecedores, organizações não governamentais (ONGs) e outras organizações da sociedade civil e o próprio setor corporativo, cada um desempenhando um papel na implementação, no monitoramento e na influência das práticas de ESG das empresas.

O ESG coloca o capitalismo e o investimento sustentável no centro das estratégias organizacionais e dos investimentos, reconhecendo a importância de, além de gerar lucros, incorporar práticas sustentáveis e responsáveis em todas as etapas dos negócios, bem como investir em fatores ambientais, sociais e na governança corporativa essencial, três elos interligados para o sucesso organizacional. Cada pilar do ESG aborda um conjunto específico de questões e práticas que as empresas devem considerar para serem socialmente responsáveis e sustentáveis:

- **Environmental (ambiental):** refere-se às interações da organização com o meio ambiente e à gestão dos impactos decorrentes de suas operações. Esse pilar abrange práticas destinadas a minimizar danos ecológicos e a promover a sustentabilidade ambiental. Entre as principais áreas de enfoque estão: a implementação de medidas para reduzir as emissões de gases de efeito estufa (GEE), como CO_2

e outros gases nocivos; a gestão eficiente dos recursos naturais, incluindo água, energia e matérias-primas; a adoção de programas de reciclagem, redução de resíduos e tratamento adequado de resíduos perigosos; e iniciativas para proteger e conservar ecossistemas e espécies (biodiversidade).

- **Social:** refere-se ao gerenciamento das organizações e seus trabalhadores, fornecedores, clientes e comunidades, com destaque para o impacto social de suas operações e seu compromisso com a justiça social, a diversidade e os direitos humanos. As principais áreas de foco incluem assegurar um ambiente de trabalho seguro e saudável e oferecer condições justas de trabalho por meio de: implementação de rigorosos programas de saúde e segurança ocupacional, com treinamentos; ações de promoção da saúde holística do trabalhador; análise e medidas ergonômico-cognitivas, físicas e organizacionais; ações de prevenção de acidentes; promoção do bem-estar dos trabalhadores e qualidade de vida no trabalho; promoção de políticas que incentivem a diversidade de gênero, racial, cultural, entre outras, dentro da organização (diversidade e inclusão), com uma cultura organizacional forte que ampare o trabalhador de forma biopsicossocioespiritual; adesão a práticas éticas e justas em toda a cadeia de fornecimento a fim de assegurar o respeito aos direitos humanos. É preciso também envolver-se e investir nas comunidades locais, incluindo programas de responsabilidade social corporativa, iniciativas de desenvolvimento comunitário (engajamento comunitário) e acordos e medidas de cooperação mútua.

- **Governance (governança):** esse pilar refere-se à estrutura de liderança das organizações e à qualidade de suas práticas de governança corporativa, sendo fundamental para garantir a eficácia e a integridade das operações empresariais. Abrange ações com transparência, ética e responsabilidade na administração da empresa, aspectos essenciais para construir a confiança dos stakeholders e das outras partes interessadas (como os trabalhadores), promovendo a sustentabilidade a longo prazo. As principais áreas de foco incluem: a publicação de relatórios claros e detalhados sobre o desempenho financeiro e as práticas

ESG da empresa, utilizando padrões reconhecidos internacionalmente para garantir a consistência e comparabilidade dos dados (transparência e divulgação); a implementação de políticas rigorosas contra corrupção, suborno e outras práticas antiéticas, baseadas em princípios de conformidade regulatória e padrões éticos elevados (ética e conformidade); a estruturação de um conselho de administração independente, diversificado e altamente qualificado, com habilidades complementares que fortaleçam a capacidade decisória e a supervisão estratégica da empresa (estrutura do conselho); e o estabelecimento de planos de remuneração executiva que integrem metas de desempenho sustentável, alinhando incentivos aos interesses de longo prazo dos acionistas e à responsabilidade social corporativa (remuneração executiva). Esses elementos são fundamentais para fortalecer a governança corporativa, mitigar riscos e maximizar o valor a longo prazo para todos os stakeholders envolvidos.

Esses pilares do ESG são importantes aliados para o desenvolvimento dos indicadores de sustentabilidade. Por meio de ações com um modelo de gestão integrado, promovem a sustentabilidade organizacional e o cuidado com as questões ambientais, com as pessoas e comunidades, garantido a governança e a gestão transparente e ética. Ou seja, quando todas essas vertentes são bem exploradas na prática, o ESG é capaz de coadjuvar as organizações a medirem suas contribuições para o alcance dos dezessete Objetivos de Desenvolvimento Sustentável.

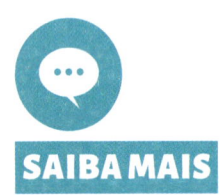

SAIBA MAIS

Saiba mais sobre os objetivos das ODS lendo o artigo *O que são os Objetivos de Desenvolvimento Sustentável (ODS)?*, disponível em: https://2030today.com.br/noticias/voc%C3%AA-sabe-o-que-s%C3%A3o-os-objetivos-de-desenvolvimento-sustentavel-ODS. Acesso em: 6 jul. 2024.

SISTEMA DE GESTÃO INTEGRADA (SGI)

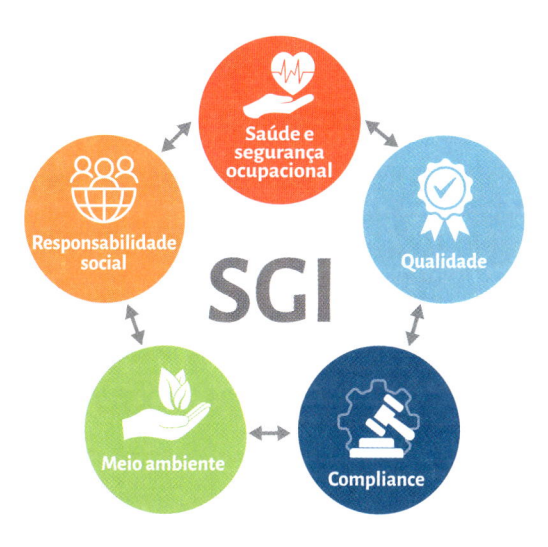

O sistema de gestão integrada (SGI) é uma abordagem que combina diferentes sistemas de gestão de uma organização, como qualidade de processos, produtos e serviços, responsabilidade social, sustentabilidade, saúde e segurança no trabalho. Essa abordagem entende a importância da integração de todos esses aspectos para o gerenciamento eficaz das suas operações e traz inúmeros benefícios para as organizações, os trabalhadores, o meio ambiente, a sociedade e os governos, tais como:

- **Redução de custos:** o SGI propicia a mitigação de atividades duplicadas e processos redundantes, o que permite uma utilização otimizada dos recursos e reduz significativamente o tempo e os custos operacionais. Essa harmonização dos processos facilita a administração, assegurando que todas as áreas operem de forma sinérgica.

- **Conformidade regulatória:** a implementação de um SGI aumenta substancialmente a conformidade regulatória ao integrar diversos sistemas de gestão, como qualidade, meio ambiente, saúde e segurança ocupacional, em uma única estrutura. Essa abordagem unificada permite que a organização atenda de forma mais eficaz não apenas a legislações, normas e regulamentos aplicáveis, como também às diretrizes dos sistemas de certificações como a ISO 9001 (qualidade), ISO 14001 (gestão ambiental), ISO 45001 (gestão de saúde e segurança ocupacional), SA 8000 (reponsabilidade social), certificação B, entre outras normas específicas de cada CNAE. Deste modo, consolida os requisitos de gestão em um sistema coeso e facilita auditorias internas e externas, que garantem que as organizações mantenham um alto nível de conformidade com os padrões exigidos internacionalmente. Em consequência, o risco de não conformidade e penalidades é reduzido.

- **Padronização:** o SGI promove a padronização e a simplificação dos processos, o que resulta em procedimentos claros e unificados, possibilitando à organização alcançar maior consistência e previsibilidade em suas operações e um desempenho operacional mais eficaz, assim como uma melhor gestão de riscos ocupacionais e a combinação de diferentes sistemas de gestão, como qualidade, meio ambiente, saúde e segurança ocupacional, em uma única estrutura organizacional coesa, que permite a identificação, a avaliação e a mitigação mais rápida e eficaz de riscos em todas as áreas operacionais, desde impactos ambientais até questões relacionadas à saúde e à segurança dos colaboradores.

- **Sustentabilidade:** ao integrar práticas de sustentabilidade, o SGI, além de minimizar o impacto ambiental das operações, também promove o uso responsável de recursos naturais e a adoção de políticas sociais e éticas. Dessa forma, o SGI não só fortalece a resiliência organizacional diante de potenciais crises, mas posiciona a empresa como um agente responsável e sustentável no mercado global.

- **Inovação e qualidade:** ao implementar o SGI, a organização catalisa e estimula a exploração de novas ideias e práticas que podem resultar em uma vantagem competitiva substancial, ficando mais preparada para identificar oportunidades de mercado emergentes e criar soluções inovadoras que respondam às necessidades de todas as partes envolvidas. Assim, a organização não se limita a padronizar processos, e promove uma cultura de melhoria contínua dentro da organização, reforçando a imagem positiva da empresa como um negócio comprometido com práticas sustentáveis e responsáveis, o que atrai novos investidores, clientes e talentos.

- **ODS:** com as políticas e práticas de SGI, as organizações fortalecem a sua contribuição para que as metas da Agenda 2030 da ONU sejam alcançadas. Com isso, potencializa-se a criação de valor, a exploração de novas oportunidades de negócios e a atração de investimentos. Melhora-se a imagem corporativa no mercado e na sociedade com a demonstração, por meio de práticas e certificações, de que a organização tem um compromisso efetivo com ações éticas, saudáveis e seguras para os trabalhadores, além de ser responsável tanto ambiental quanto socialmente, com operações diárias alinhadas com objetivos sustentáveis a curto, médio e longo prazo, assegurando que todas as áreas das organizações tenham sinergia para alcançar os ODS.

- **ESG:** ao combinar aspectos ambientais, sociais e de governança em sua estrutura, o SGI permite uma abordagem holística para a sustentabilidade, saúde e segurança dos trabalhadores e a responsabilidade social corporativa. Além de facilitar a implementação do ESG nas organizações, o SGI permite a integração e otimização das práticas e dos conceitos de ESG, o que leva a complementar diversos aspectos na gestão empresarial, social e de sustentabilidade, facilitando processos e criando sistemas coerentes e eficazes.

O SGI não é apenas um diferencial competitivo, mas também uma necessidade estratégica para as organizações que buscam excelência operacional, sustentabilidade e responsabilidade social e corporativa. Sua implementação e manutenção requerem compromisso da alta administração, o envolvimento de todos os níveis hierárquicos e equipes da organização, incluindo a equipe de saúde do trabalhador, para a integração eficaz dos sistemas de gestão existentes. Devem-se realizar auditorias regulares para avaliar o desempenho dos indicadores do SGI, identificar áreas para melhoria contínua e garantir a conformidade com os requisitos das normas, sejam certificáveis ou não.

Embora possamos elencar inúmeros benefícios da gestão integrada, não há como negar que um dos principais atrativos de sua criação e manutenção é a obtenção das certificações que algumas normas proporcionam às organizações. Isso ocorre após o processo de diagnóstico, planejamento e implementação das políticas, ações e mudanças desenvolvidas de acordo com cada norma, seguido por auditoria interna ou externa, na qual a organização deve evidenciar as conformidades com as diretrizes e os requisitos obrigatórios específicos de cada norma para serem ou não certificadas. O certificado traz consigo um aumento da visibilidade mercadológica no Brasil e no mundo, cria um diferencial competitivo, agrega valor à marca, aos produtos e serviços, e facilita o acesso a novos mercados e segmentos. Muitos clientes e parceiros comerciais – públicos ou privados, nacionais ou internacionais – exigem que seus fornecedores e prestadores de serviços tenham certificações específicas.

A implantação de qualquer norma, no entanto, não deve ter como único objetivo a certificação; o processo inteiro deve ser valorizado, e não somente a obtenção do título, até porque temos diversas normas que não são certificáveis, mas que fornecem ferramentas e diretrizes orientativas altamente relevantes em um processo de gestão holístico. As normas otimizam processos, gestão de riscos e perigos, identificação de oportunidades, integração de áreas, visão estratégica, segurança de dados, adoção e incentivo de práticas eficientes e sustentáveis e redução de custos. Fortalecem o renome e a credibilidade da empresa e demonstram uma real preocupação das organizações com a excelência, a sustentabilidade, a governança e a responsabilidade social, não apenas com a obtenção de certificações com práticas de greenwashing, social washing e/ou wellbeing washing. Ou seja, não basta a organização ostentar um certificado e/ou fingir que se importa com questões sustentáveis, sociais, de governança e com a saúde e segurança dos trabalhadores por meio de marketing, discursos e propagandas.

Ao implementar o SGI, deve-se valorizar a jornada de integração das diretrizes da ISO, SA, Sistema B (entre outras, quando aplicáveis) e a atividade econômica desenvolvida pela organização, alinhadas às exigências obrigatórias contidas nas legislações vigentes, nos regulamentos, nas resoluções e NRs, interligadas com a Agenda 2030 e com as práticas do ESG.

Atualmente, existem diversas normas e certificações de acordo com cada área de atuação das organizações que podem fazer parte do SGI. Segue a lista das mais comuns, que podem ser aplicadas independentemente do CNAE.

ABNT NBR ISO 9001: 2015 – Sistema de Gestão da Qualidade (SGQ)

É uma norma ISO auditável, cuja primeira versão foi publicada pela International Organization for Standardization (ISO) em 1987. A partir daí, passou por várias revisões para se manter atualizada com as melhores práticas de gestão da qualidade de produtos e serviços, sendo a versão mais recentemente a de 2015. A norma é dividida em dez seções principais:

- Escopo.
- Referências normativas.
- Termos e definições.
- Contexto da organização.
- Liderança.
- Planejamento.
- Suporte.
- Operação.
- Avaliação de desempenho.
- Melhoria.

Essa divisão segue a estrutura de alto nível (HLS), que padroniza uma estrutura comum para todas as outras normas de sistemas de gestão da ISO, facilitando a integração mais assertiva das normas ISO, como a ISO 14001 e a ISO 45001, no processo do SGI. A norma Internacional ISO 9001 é amplamente adotada por organizações de diferentes setores e tamanhos em todo o mundo, com o objetivo principal de garantir que forneçam produtos e serviços que atendam às necessidades e expectativas dos clientes e de outras partes interessadas e que cumpram os requisitos para um sistema de gestão da qualidade (SGQ), assim como os requisitos regulamentares e legais aplicáveis.

A NBR ISO 9001:2015 introduziu uma abordagem baseada em riscos para a gestão da qualidade, semelhante ao que é necessário para a gestão da

SST, conforme normas como a NBR ISO 45001. Ambas as normas enfatizam a importância de identificar, avaliar e mitigar riscos, ou seja, a ISO 9001 e a SST estão intrinsecamente relacionadas, visto que implementar um sistema de gestão da qualidade que integre práticas de SST cria um ambiente de trabalho mais seguro, produtivo e eficiente, por meio da gestão rigorosa da documentação e dos processos. Esse controle pode ser estendido aos procedimentos de SST, garantindo que todas as práticas de segurança sejam documentadas, revisadas e seguidas corretamente, incluindo instruções de trabalho, políticas de segurança e procedimentos de emergência, com treinamentos periódicos e contínuos a fim de assegurar a excelência nas práticas profissionais e nas práticas de saúde e segurança no trabalho.

ABNT NBR ISO 45001:2018 – Sistema de Gestão de Saúde e Segurança Ocupacional (SGSSO)

É uma norma ISO auditável e certificável que especifica os requisitos internacionais para um sistema de gestão de saúde e segurança no trabalho (SST). Visa proporcionar um ambiente de trabalho seguro e saudável e prevenir lesões e problemas de saúde relacionados ao trabalho. É aplicável a organizações de todos os tipos e tamanhos e pode ser integrada a outros sistemas de gestão, com uma estrutura de alto nível (HLS) alinhada a outras normas de sistemas de gestão da ISO, facilitando a sua integração e implementação no SGI.

A implantação da NBR ISO 45001 permite que as organizações definam políticas e objetivos para saúde e segurança no trabalho, auxiliando na criação de condições que garantam a integridade do trabalhador. Isso é feito por meio da identificação dos perigos da atividade e da avaliação de seus riscos e por meio de controles capazes de prevenir a ocorrência de incidentes, com melhoria contínua e conformidade regulatória. Essa norma complementa as normas regulamentadoras, principalmente a NR-01, que define princípios gerais sobre saúde e segurança no trabalho, enquanto a ISO 45001 complementa essa norma ao oferecer um sistema estruturado para a gestão desses aspectos, ajudando as empresas a implementarem processos sistemáticos de prevenção de acidentes e doenças ocupacionais.

Já em relação à NR-07, que regula o Programa de Controle Médico de Saúde Ocupacional (PCMSO), com a determinação de ações de programas de prevenção, promoção e proteção da saúde dos trabalhadores, quando complementada com as diretrizes da ISO 45001 para integrar esses programas em um sistema de gestão mais abrangente de saúde e segurança ocupacional, as organizações terão a garantia de estar em conformidade com padrões de SST internacionais reconhecidos, otimizando as ações de prevenção primária, secundária e terciária do trabalhador.

A ISO 45001 não substitui a obrigatoriedade legal das NRs, mas complementa e fortalece os sistemas de gestão de SST, assim como auxilia na conformidade com normas regulamentadoras brasileiras e demais legislações trabalhistas. Desta maneira, fortalece uma cultura de SST colaborativa com padrões internacionais, otimiza os resultados em termos de produtividade e lucratividade da empresa, reduz absenteísmo e afastamentos, além de diminuir o turnover. Isso tudo sem comprometer a integridade física, mental e social dos trabalhadores e a diminuição de custos diretos e indiretos relacionados à SST e a passivos trabalhistas, contribuindo para a melhoria da imagem da empresa perante o mercado e partes interessadas.

ISO 45003:2021 – Gestão da saúde e segurança ocupacional | Saúde e segurança psicológica no trabalho

É uma norma internacional de caráter de orientação, considerada atualmente como complementar à NBR ISO 45001, que aborda a gestão de segurança e saúde ocupacional de maneira mais ampla. Já a ISO 45003 dá ênfase à segurança e saúde psicológica dos trabalhadores. Como constatamos nos capítulos anteriores, riscos psicossociais e suas consequências para a saúde física e mental são um dos maiores desafios para o gerenciamento da saúde e segurança no trabalho (SST). A ISO 45003 fornece diretrizes internacionais para que as organizações gerenciem seus riscos psicossociais, alcancem o bem-estar integral de seus trabalhadores e previnam lesões, doenças relacionadas ao trabalho e doenças psicossomáticas. Assim, garante-se o desenvolvimento, a implementação, a manutenção e a melhoria contínua de locais de trabalho saudáveis e seguros, que contemplem as expectativas e as necessidades físicas, mentais, sociais e psíquicas do trabalhador em relação a seu trabalho.

A implantação das diretrizes da ISO 45003 é desejável para todas as organizações, independentemente do CNAE e tamanho, dados os desafios que temos relacionados à saúde mental dentro e fora do trabalho. As organizações são um dos pilares responsáveis por promover a saúde mental, seja para melhora do clima organizacional; redução de doenças, e acidentes de trabalho, e absenteísmos; aumento do o engajamento, sentimento de pertencimento das pessoas; aumento da qualidade, eficiência e produtividade; ou para diminuição do turnover e promoção da retenção de talentos. A implantação das diretrizes da ISO também estabelece conformidade da empresa com legislações e com NRs como as 01, 07 e 17, aumentando a possibilidade de certificação pela ISO 45001 e pelo Governo Federal como uma empresa promotora da saúde mental.

Ao adotar as diretrizes da ISO 45003, as organizações demonstram o compromisso de assegurar condições de trabalho decentes, saúde e bem-estar, ou seja, demonstram seu comprometimento com os ODS e com as práticas do ESG, o que, por sua vez, mostra para todos que se preocupam verdadeiramente com os seus trabalhadores.

SA 8000:2014 – Responsabilidade social

É uma norma voluntária, auditável e certificável publicada pela SAI (Social Accountability International), uma organização não governamental baseada nas convenções da ILO (International Labor Organization), da Declaração Universal dos Direitos Humanos e na Convenção das Nações Unidas dos Direitos das Crianças. Apesar de não ser uma norma ISO, a SA 8000 foi desenvolvida para ser compatível com outras normas e especificações, como ISO 9001, ISO 45001, ISO 45003, ISO 14001 e demais ISOs, o que facilita sua incorporação no SGI. Os elementos essenciais da SA 8000 são fundamentados em convenções da OIT, normas internacionais de direitos humanos e legislações nacionais. Isso assegura que a norma esteja alinhada com os mais altos padrões globais de trabalho. A SA 8000 abrange uma série de requisitos e diretrizes ligados à responsabilidade social que devem ser seguidos para a obtenção da certificação. Ela abarca:

- Trabalho infantil.

- Trabalho forçado ou compulsório.

- Saúde e segurança.

- Liberdade de associação e direito à negociação coletiva.

- Discriminação.

- Práticas disciplinares.

- Horário de trabalho.

- Remuneração.

- Sistema de gestão.

Um dos requisitos traz a ênfase na saúde e segurança do trabalhador, com critérios auditáveis para as organizações proporcionarem um ambiente de trabalho seguro e saudável e tomarem medidas eficazes para prevenir agravos à saúde à segurança do trabalhador, minimizando e/ou eliminando os riscos e perigos inerentes ao ambiente do local de trabalho. Para isso, devem fornecer equipamentos de proteção individual apropriados conforme necessário, assumindo esses custos, e ter um cuidado ainda maior com mães recentes, grávidas e lactantes. Caso ocorra acidente de trabalho, a organização deve fornecer primeiros socorros e dar assistência ao trabalhador na obtenção de tratamento médico de acompanhamento. Para o efetivo cumprimento das disposições do SA 8000, legislações trabalhistas, normas e regulamentos relacionados à SST, a organização deve criar um Comitê de Saúde e Segurança composto por um grupo bem equilibrado de representantes da alta administração e trabalhadores. O comitê deverá ser estabelecido e mantido, além de ser treinado e retreinado periodicamente, a fim de ser efetivo no comprometimento da melhoria contínua das condições de saúde e segurança no local de trabalho. Essa e outras diretrizes da SA 8000 apenas reafirmam o compromisso da organização com os ODS e as práticas de ESG, ou seja, seu compromisso de fazer além do que é teoricamente obrigatório e se importar, de fato.

ABNT NBR ISO 26000:2010 – Diretrizes sobre responsabilidade social

Assim como a SA 8000, a ISO 26000 é uma norma internacional com diretrizes sobre responsabilidade social, desenvolvida ao longo de cinco anos em um processo multi-stakeholder com representantes da Organização Internacional do Trabalho, da Organização Mundial da Saúde, da Consumers International, da UN-Global Compact (Pacto Global da ONU) e do Instituto Ethos de Responsabilidade Social do Brasil. A ISO 26000 é norma do sistema ISO, de caráter orientativo, não certificável e voluntário, com elementos corporativos sobre as responsabilidades socioambientais. Ou seja, ela evidencia aspectos ambientais, sociais e econômicos nas organizações, dispondo de temas, questões, conceitos, termos e definições referentes à responsabilidade social que devem ser incorporados às políticas e práticas das organizações considerando todas as partes interessadas e assumindo a responsabilidade pelos impactos que suas ações e escolhas têm na sociedade e no meio ambiente. A ISO 26000 possui como temas centrais:

- Governança organizacional.
- Direitos humanos.
- Meio ambiente.
- Práticas leais de operação.
- Questões relativas ao consumidor.
- Envolvimento e desenvolvimento da comunidade.

Ao implementar a ISO 26000, a organização deve adotar uma abordagem sistemática para integrar a responsabilidade social em todos os seus campos e as áreas de atuação e garantir o envolvimento das partes, com um comportamento ético e transparente que promova o desenvolvimento sustentável. Deve adotar práticas laborais que promovam a saúde e segurança do trabalhador como pilar de responsabilidade social, respeitar as leis vigentes e estar alinhada com as normas internacionais de conduta. Isso resulta na prosperidade de maneira ética, sustentável, segura e saudável para todos, gerando benefícios significativos em termos de reputação, eficiência e competitividade para as organizações.

ABNT NBR 16001:2012 – Responsabilidade Social

Assim como a SA 8000 e a ISO 26000, a NBR 16001 é uma norma de responsabilidade social, porém, foi contextualizada para o Brasil pela ABNT. Com sua primeira versão publicada em 2004, essa norma nacional de sistema da gestão de responsabilidade social estabelece requisitos auditáveis e certificáveis por uma terceira parte, o Programa Brasileiro de Certificação em Responsabilidade Social (PBCRS). Apesar de não ser obrigatório, ao conseguir o certificado da ABNT NBR 16001, a organização demonstra aos clientes e à sociedade que possui um sistema de gestão que atende aos princípios da responsabilidade social, sendo aplicável a organizações de todos os tipos de CNAEs, seja empresa pública, privada ou ONG de qualquer porte.

A elaboração da segunda versão dessa norma, que entrou em vigência em 2012, teve como base a ABNT NBR ISO 26000:2010, e por esse motivo elas possuem muitas semelhanças entre si. Porém o fato de a empresa ser certificada por um Organismo de Certificação de Sistema da Gestão da Responsabilidade Social (OCR) acreditado pelo Inmetro significa que ela possui um sistema de gestão da responsabilidade social de acordo com a ABNT NBR 16001:2012, com políticas e práticas que atendem no mínimo aos sete requisitos por elas estabelecido, como: responsabilização, transparência, comportamento ético, respeito pelos interesses das partes, atendimento aos requisitos legais e a outros requisitos subscritos pela organização, respeito às normas internacionais de comportamento, respeito aos direitos humanos, promoção do desenvolvimento sustentável. Sendo assim, não é uma certificação para ISO 26000, que, como dito anteriormente, é uma norma ISO internacional com diretrizes de caráter orientativo e não certificável.

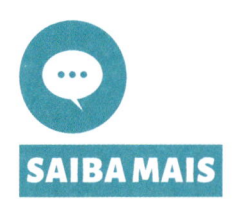

SAIBA MAIS

Saiba mais sobre o Programa Brasileiro de Certificação em Responsabilidade Social no link: http://www.inmetro.gov.br/qualidade/responsabilidade_social/programa_certificacao.asp. Acesso em: 6 nov. 2024.

ABNT NBR ISO 14001:2015 – Sistema de Gestão Ambiental (SGA)

É uma norma internacional, auditável e certificável que estabelece diretrizes para que as organizações possam implementar, manter e melhorar continuamente um sistema de gestão ambiental, possibilitando uma resposta eficaz às mudanças ambientais, operações diárias mais sustentáveis, economia de recursos (como matérias primas, água e energia) e de tempo. Isso resulta em redução de custos operacionais, melhora a reputação da organização perante o mercado com a captação e manutenção de clientes e investidores, engaja e retém talentos, parceiros e a comunidade. Sua adoção garante que as organizações atendam requisitos legais e regulatórios da própria norma e de outras legislações, regulamentos e normas ambientais nacionais e internacionais, além de cumprir outras obrigações das partes interessadas, diminuindo os riscos de acidentes ou de sanções legais.

Com o auxílio da ISO 14001, as organizações desenvolvem e colocam em prática o sistema de gestão ambiental, com políticas estruturadas e claras, apoio das lideranças e a definição de papéis, responsabilidades e autoridades organizacionais para garantir a real eficácia do SGA, visando atender às suas responsabilidades e as de todas as partes envolvidas. Com isso, é possível alinhar suas expectativas de negócios com práticas sustentáveis, ferramentas para a melhoria do desempenho ambiental e meios para monitorar e medir o desempenho ambiental de forma eficaz, diminuindo a emissão de poluentes, a produção e destinação incorreta de resíduos no meio ambiente.

Para garantir a certificação da ISO 14001, a organização deve gerenciar suas responsabilidades ambientais de forma sistemática e desenvolver um pilar ambiental da sustentabilidade de maneira holística. Para isso acontecer, a equipe de saúde do trabalhador tem um papel vital, seja nas ações para o engajamento dos trabalhadores e da comunidade, realizando práticas sustentáveis e integrando cada vez mais a saúde do trabalhador com a natureza, espaços verdes e abordagens holísticas, ou na garantia correta do gerenciamento dos resíduos provenientes dos atendimentos assistenciais de saúde do trabalhador, por meio do Plano de Gerenciamento dos Resíduos de Serviços de Saúde (PGRSS), conforme determinado pela Resolução da Diretoria Colegiada – RDC nº 222, de 28 de março de 2018 da Anvisa.

Independentemente do tamanho do ambulatório de saúde do trabalhador, ele é classificado como gerador de resíduos de serviços de saúde (RSS), o que torna obrigatório o gerenciamento desses resíduos conforme as diretrizes da RDC nº 222, em todas suas etapas (manejo, segregação, acondicionamento e identificação, coleta e transporte interno, armazenamento interno, temporário e externo, coleta e transporte externos, destinação final), de acordo com os grupos a que pertence cada resíduo, conforme classificação preestabelecida pela RDC. A RDC nº 222 também dispõe sobre os cuidados que as organizações devem ter com os trabalhadores que participam das etapas desse gerenciamento, visando a prevenção, promoção e proteção da saúde e segurança dessas pessoas.

A aplicação das diretrizes da RDC nº 222 não é voluntária ou ligada exclusivamente à ISO 14001; é uma obrigatoriedade legal dos geradores de RSS, por conta das características e riscos. O PGRSS visa minimizar esses riscos no que diz respeito à saúde humana e animal, bem como na proteção ao meio ambiente e aos recursos naturais renováveis. A enfermagem do trabalho é vital no desenvolvimento e implantação das práticas desse plano e, consequentemente, para a obtenção da necessária conformidade com a ISO 14001 para as organizações que almejam a certificação e são geradoras de RSS.

SAIBA MAIS

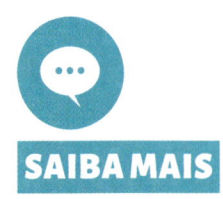

Para conhecer na íntegra a Resolução da Diretoria Colegiada RDC nº 222, de 28 de março de 2018, acesse: https://bvsms.saude.gov.br/bvs/saudelegis/anvisa/2018/rdc0222_28_03_2018.pdf. Acesso em: 9 jul. 2024.

Certificação B (Empresa B Certificada, B Corporation ou B Corp)

O movimento B iniciou em 2006 nos Estados Unidos, com a criação do B Lab, organização fundadora do Movimento Global de Empresas B, com o objetivo de propagar e criar modelos de negócios, com uma nova economia que valoriza a diversidade de pessoas e ideias de maneira equitativa, regenerativa e sustentável, comprometida com a governança, os trabalhadores, os clientes, a comunidade e o meio ambiente. Para que isso seja colocado em prática, é necessária uma mudança de mentalidade e da cultura organizacional e corporativa por parte da liderança e das partes envolvidas, com a finalidade de assegurar o equilíbrio entre lucratividade e propósito.

Para uma organização se tornar uma Empresa B Certificada, precisa atender a alguns requisitos, como ser uma empresa com fins lucrativos, operar há mais de doze meses em um segmento competitivo, ser completa e distinta, atender a todos os requisitos legais, não praticar nenhum negócio ou ação considerados controversos, além de passar pela Avaliação de Impacto B (BIA). Ter essa certificação aumenta a probabilidade de as organizações criarem novas alianças comerciais, colaboração global e oportunidades de negócios com investidores de impacto e investidores ESG, pois conseguem comprovar o efeito positivo por meio de métricas comparáveis, verificáveis e confiáveis do Sistema B.

Atualmente, de acordo com o Sistema B Brasil, há mais de 150 mil empresas que utilizam a BIA e que colocam em prática as diretrizes de uma B Corp, sendo entre elas mais de 5 mil certificadas no mundo. O Sistema B se conecta naturalmente com as ODS e práticas de ESG, assim como com o cuidado holístico da saúde do trabalhador. Essa nova visão de negócios faz com que as B Corp implementem práticas que visam o bem-estar biopsicosocioespiritual dos trabalhadores, com uma oferta de benefícios e políticas de saúde integrais, programas de saúde e de bem-estar, promoção de ambientes de trabalho seguros e saudáveis, cronogramas de trabalho flexíveis e oportunidades de desenvolvimento pessoal e profissional, com ambientes inclusivos e de respeito, onde a diversidade é valorizada e o trabalhador consegue equilibrar sua vida pessoal e profissional com sensação de pertencimento, reconhecimento e valorização. A enfermagem do trabalho, em conjunto com a equipe de saúde do trabalhador, é essencial para o desenvolvimento e fortalecimento dessas ações.

SAIBA MAIS

Para saber mais sobre o Sistema B Brasil, acesse: https://sistemabbrasil.org/. Acesso em: 10 jul. 2024.

AUDITORIA DE INDICADORES DE SAÚDE DO TRABALHADOR

A realização de auditorias do SGI garante a avaliação das conformidades e a eficácia dos processos e procedimentos em relação a normas, políticas e regulamentos aplicáveis, exercendo um papel fundamental na manutenção e no aprimoramento contínuo dos processos de responsabilidade social, qualidade, meio ambiente, saúde e segurança do trabalho, entre outros. Nesse contexto, podemos ter três tipos de auditoria:

- **Auditorias de 1ª parte:** geralmente são realizadas pela própria organização (as chamadas auditorias internas), podem ser realizadas por trabalhadores da própria organização que são escolhidos pela liderança após participarem de treinamentos e capacitação. Por ser realizada por profissionais que conhecem o processo e o contexto da organização, a auditoria se torna mais ágil e assertiva, porém algumas organizações optam por realizá-la em conjunto e/ou em sua totalidade com a contratação de uma empresa terceira especializada em auditorias internas, geralmente para evitar conflitos de interesse ou interferência de fatores pessoais ao longo do processo. Independentemente de quem realiza a auditoria interna, ela fornece um diagnóstico preciso da empresa, identifica pontos fracos, falhas e não conformidades que precisam ser corrigidas ou adequadas. Com esses dados é possível criar planos de melhoria e colocar em prática os ajustes necessários para atender à norma e conseguir o selo de certificação, quando aplicável. A equipe de enfermagem do trabalho, em conjunto com a equipe de saúde do trabalhador, deve participar do processo de auditoria de todos os componentes do SGI, uma vez que todas elas estão interligadas com a saúde e segurança do trabalhador, e para sua aplicabilidade holística e real é imprescindível ter profissionais de saúde do trabalhador durante todo o processo de monitoramento, auditoria, fiscalização, ajustes e melhoria contínua. Quando falamos especificamente das normas de Gestão de Saúde e Segurança Ocupacional (ISO 45001 e ISO 45003), é que se torna ainda mais necessária a participação da EST, por conta da expertise desses profissionais na construção de indicadores, no planejamento, na coleta de informações, na avaliação de riscos e no controle interno, na auditoria interna e externa, nos testes e procedimentos de elaboração de relatórios, na comunicação dos resultados e na proposição de adequações e de planos de melhoria contínua.

- **Auditorias de 2ª parte:** são auditorias externas conduzidas por uma empresa independente da organização auditada (fornecedores e parceiros). Tem o objetivo de avaliar critérios importantes para a organização que está contratando produtos ou serviços, sendo possível a comprovação de que ambas possuem culturas organizacionais similares, como o cumprimento da legislação, normas e regulamentos vigentes; gestão e controle da qualidade; padronização na concepção e no desenvolvimento do produtos e de serviços;

responsabilidade nas compras e na aquisição de matérias-primas; possuem gestão sustentável, responsabilidade social e gerenciamento de saúde e segurança do trabalhador. Com essas informações é possível atestar a capacidade de uma empresa de atender às necessidades e expectativas de outra organização, garantindo a responsabilidade compartilhada e uma relação de maior confiança com os fornecedores e parceiros. Isso potencializa os produtos e serviços de ambas com maior qualidade, minimiza os riscos e diminui as não conformidades, pois ambas têm os mesmos valores e boas práticas de negócios sustentáveis. Esse alinhamento aumenta vantagens competitivas e gera diferenciação da organização no mercado em relação aos seus concorrentes, fazendo crescer a confiabilidade e a oferta na sua cadeia de suprimentos. A imagem e a reputação da organização são melhoradas, o que ajuda a atrair e reter novos clientes, talentos e demais stakeholders, fidelizando os existentes. Além disso, tem-se redução de custos e prevenção de sinistros ou multas relacionadas aos descumprimentos de legislações, regulamentos e normas regulamentadoras.

- **Auditorias de 3ª parte:** são auditorias realizadas por organismos de certificação, entidades reguladoras ou empresas de auditoria especializadas, externas e independentes, garantindo imparcialidade e a credibilidade dos resultados. Geralmente, ao se submeter à auditoria de 3ª parte, a organização visa a conquista e/ou manutenção de uma ou mais certificações, embora algumas optem pela sua realização até mesmo para normas não certificáveis, como por exemplo a ISO 26000 ou a ISO 45003, visto que a auditoria de 3ª parte contribui para a melhoria significativa do sistema de gestão integrado, com a conformidade regulatória e a reputação das organizações.

A realização de auditorias de indicadores de saúde do trabalhador, com análises epidemiológicas e estatísticas sobre os danos à saúde e sua relação com os riscos ocupacionais, a identificação de possíveis exposições excessivas a agentes nocivos ocupacionais e o acompanhamento diferenciado dos trabalhadores cuja saúde possa ser especialmente afetada pelos riscos ocupacionais existentes nos locais de trabalho subsidiam a implantação e o monitoramento da eficácia das medidas de prevenção, promoção e proteção de saúde do trabalhador adotadas na organização, além de garantir o cumprimento de ações previstas na NR-07 e demais normas regulamentadoras, legislações e regulamentos.

Os profissionais de enfermagem do trabalho devem desenvolver as competências, habilidades, atitudes e valores necessários para a realização de auditorias internas e externas. Devem ser capazes de contribuir significativamente no processo de auditoria unindo a ciência do cuidar holístico da saúde do trabalhador com as diretrizes e normas integrantes do SGI, de modo a impactar os resultados da organização, melhorar a produtividade e a lucratividade da empresa, reduzir o absenteísmo, afastamentos e turnover, e realizar a manutenção da integridade física, mental e social dos trabalhadores. Esse trabalho deve ser realizado com o apoio das lideranças, em conjunto com a equipe multidisciplinar responsável pela saúde e segurança do trabalho e pela Comissão Interna de Prevenção de Acidentes e Assédio (CIPA). A jornada da gestão integrada e auditoria se torna mais leve com a real melhoria holística dos processos, não apenas para manter a conformidade dos indicadores de SST, mas para contribuir para a prática social e de governança do ESG e para o cumprimento da Agenda 2030.

DESAFIO

Vamos nos inspirar com práticas reais!

Caro leitor, você pode estar pensando que nossa jornada está chegando ao fim, mas pelo contrário, ela está apenas começando! Que tal se inspirar em organizações que se importam para colocar em prática nossos fazeres profissionais da enfermagem do trabalho?

Para isso, proponho um último desafio para você. Pesquise informações de uma organização que se importa: busque sobre sua cultura e clima organizacional, o impacto positivo dos Objetivos de Desenvolvimento Sustentável, práticas inovadoras e de ESG, certificações e sistema de gestão integrada. Posso garantir que não será difícil encontrar essas informações e dados, pois além de se importarem, essas organizações querem propagar e divulgar essas boas informações e práticas para todos, em seus sites e redes sociais. Que tal, depois de encontrar essas informações, sistematizá-las de maneira criativa em um moodboard (quadro de inspiração), que pode ser físico ou digital, com referências visuais (colagens de imagens, fotografias, cores, frases, vídeos, sons, entre outros) sobre as informações encontradas?

INSIGHT PREVENCIONISTA

Em um mundo cada vez mais consciente do peso ecológico e social de suas escolhas, cada vez mais organizações tornam a sustentabilidade uma estratégia coorporativa, tomando consciência da relação necessária entre retorno econômico, ações sociais e conservação da natureza e, portanto, do claro vínculo que une a própria prosperidade com o estado da saúde ambiental e o bem-estar dos trabalhadores e de toda a sociedade. Esse cenário requer uma quantidade crescente de profissionais de enfermagem do trabalho protagonistas e comprometidos com a aquisição de novos conhecimentos específicos, o desenvolvimento de habilidades e práticas alinhadas com a sustentabilidade, saúde e segurança holística dos trabalhadores e a responsabilidade corporativa. Seja uma pessoa que se importa!

Referências

ALBORNOZ, Suzana. **O que é trabalho**. 6. ed. São Paulo: Editora Brasiliense, 1994. v. 171.

ALMEIDA, Fernanda de. Frustração millennial: por que essa geração mirou no sucesso e acertou no burnout. **Forbes**, 2024. Disponível em: https://forbes.com.br/carreira/2024/04/frustracao-millennial-por-que-essa-geracao-mirou-no-sucesso-e-acertou-no-burnout/. Acesso em: 28 abr. 2024.

ALMEIDA, Fernanda de; GUIDO, Gabriela. O futuro do trabalho chegou: 16 tendências para 2024. **Forbes**, 2023. Disponível em: https://forbes.com.br/carreira/2023/12/o-futuro-do-trabalho-chegou-16-tendencias-para-2024/. Acesso em: 13 abr. 2024..

ALVES, Alcione. Como o design thinking pode ajudar a área de SST. **Erplan**, 2023. Disponível em: https://www.erplan.com.br/noticias/como-o-design-thinking-pode-ajudar-a-area-de-saude-e-seguranca-do-trabalho. Acesso em: 14 jun. 2024.

ALVES, Everton Fernando. Programas e ações em qualidade de vida no trabalho. **InterfacEHS**: Revista de Saúde, Meio Ambiente e Sustentabilidade, Maringá, v. 6, n. 1, abr., 2011. Disponível em: https://www3.sp.senac.br/hotsites/blogs/InterfacEHS/wp-content/uploads/2013/08/4_ARTIGO_vol6n1.pdf. Acesso em: 30 maio 2024.

AMATO NETO, J. *et al*. **ESG investing**: um novo paradigma de investimentos? São Paulo: Blücher, 2022.

A NORMA nacional – ABNT NBR 16001. **Inmetro**, 2008. Disponível em: http://www.inmetro.gov.br/qualidade/responsabilidade_social/norma_nacional.asp#:~:text=A%20norma%20brasileira%2C%20a%20NBR,o%20Inmetro%20desenvolveu%20o%20Programa. Acesso em: 9 jul. 2024.

ANSIEDADE: Brasil vende 123 mil caixas de remédio tarja preta por dia. **IstoÉ Dinheiro**, 2022. Disponível em: https://istoedinheiro.com.br/ansiedade-brasil-vende-123-mil-caixas-de-remedio-tarja-preta-por-dia/. Acesso em: 13 jan. 2025.

ANTUNES, Lucedile. **Soft skills**: competências essenciais para os novos tempos. São Paulo: Literare Books International, 2020.

ARAÚJO, Sílvia Helena de; AQUINO, Nicolai José Damásio de; VENTURA, Fernanda de Freitas. **Proteção respiratória**: orientações de uso frente à covid-19. São Paulo: Fundacentro, 2020. Disponível em: https://telessaude.saude.ba.gov.br/wp-content/uploads/2022/03/PROTECAO-RESPIRATORIA.pdf. Acesso em: 1 jun. 2024.

ASSOCIAÇÃO BRASILEIRA DE NORMAS TÉCNICAS (ABNT). **NBR ISO 9001**: Sistema de gestão da qualidade – Requisitos. Rio de Janeiro: ABNT, 2015.

ASSOCIAÇÃO BRASILEIRA DE NORMAS TÉCNICAS (ABNT). **NBR ISO 14001**: Sistemas da gestão ambiental – Requisitos com orientações para uso. Rio de Janeiro: ABNT, 2015.

ASSOCIAÇÃO BRASILEIRA DE NORMAS TÉCNICAS (ABNT). **NBR ISO 26.000**: Diretrizes sobre responsabilidade social. Rio de Janeiro: ABNT, 2010.

ASSOCIAÇÃO BRASILEIRA DE NORMAS TÉCNICAS (ABNT). **NBR ISO 45.001**: Sistemas de gestão da saúde e segurança no trabalho – Requisitos com orientações para uso. Rio de Janeiro: ABNT, 2018.

BASSANEZE, Solange. Hortas urbanas: iniciativa que merece ser cada vez mais fomentada. **Revista Shopping Centers**, 2023. Disponível em: https://revistashoppingcenters.com.br/esg/hortas-urbanas/. Acesso em: 11 jul. 2024.

BATTISTI, Mario. CIF: conceito, aplicação para a lei de cotas e alinhamento com CDPD e LBI. **Acessibilidade no Trabalho**, 2021. Disponível em: https://www.acessibilidadenotrabalho.org/modulos/visoes-atuais-sobre-a-condicao-da-deficiencia/cif-conceito-aplicacao-para-a-lei-de-cotas-e-alinhamento-com-cdpd-e-lbi. Acesso em: 5 jun. 2024.

BIERNATH, André. A epidemia oculta: saúde mental na era da covid-19. **Veja**, 2020. Disponível em: https://saude.abril.com.br/mente-saudavel/a-epidemia-oculta-saude-mental-na-era-da-covid-19. Acesso em: 7 jun. 2024.

BOCCHNI, Bruno. Brasil: quase 16 mil morreram em acidentes de trabalho em sete anos. **Agência Brasil**, 2024. Disponível em: https://agenciabrasil.ebc.com.br/geral/noticia/2024-04/brasil-quase-16-mil-morreram-em-acidentes-de-trabalho-em-sete-anos. Acesso em: 14 abr. 2024.

BORSON, Lourena Aparecida Machado Godoi; CARDOSO, Michelle da Silva Cardoso; GONZAGA, Marcia Féldreman Nunes. A teoria ambientalista de Florence Nightingale. **Revista Saúde em Foco**, v. 10, 2018. Disponível em: https://portal.unisepe.com.br/unifia/wp-content/uploads/sites/10001/2018/12/0105_A-TEORIA-AMBIENTALISTA-DE-FLORENCE-NIGHTINGALE.pdf. Acesso em: 24 jun. 2024.

BRASIL. Comissão de Valores Imobiliários. **Resolução CVM nº 193, de 20 de outubro de 2023**. Rio de Janeiro: CVI, 2023a. Disponível em: https://conteudo.cvm.gov.br/legislacao/resolucoes/resol193.html. Acesso em: 26 set. 2024.

BRASIL. Empresa Brasileira de Serviços Hospitalares. **Novos desafios da vida moderna impactam na saúde mental**. Brasília, DF: Empresa Brasileira de Serviços Hospitalares, 2024a. Disponível em: https://www.gov.br/ebserh/pt-br/comunicacao/noticias/novos-desafios-da-vida-moderna-impactam-na-saude-mental. Acesso em: 7 jun. 2024.

BRASIL. Fundacentro. **Desenvolvimento sustentável e saúde do trabalhador**. Brasília, DF: Fundacentro, 2023b. Disponível em: https://www.gov.br/fundacentro/pt-br/centrais-de-conteudo/rbso/chamada-publica-de-artigos-llamado-publico-de-articulos-call-for-papers-1/desenvolvimento-sustentavel-e-saude-do-trabalhador. Acesso em: 17 jun. 2024.

BRASIL. Inmetro. **Programa brasileiro de certificação em responsabilidade social**. Brasília, DF: Inmetro, 2008. Disponível em: http://www.inmetro.gov.br/qualidade/responsabilidade_social/programa_certificacao.asp. Acesso em: 9 jul. 2024.

BRASIL. Instituto Nacional do Seguro Social – INSS. **Transtornos mentais podem garantir estabilidade de 12 meses no emprego após alta médica**. Brasília, DF: INSS, 2024b. Disponível em: https://www.gov.br/inss/pt-br/noticias/transtornos-mentais-podem-garantir-estabilidade-de-12-meses-no-emprego-apos-alta-medica-2. Acesso em: 7 jun. 2024.

BRASIL. Ministério da Economia. **Portaria nº 6.730, de 9 de março de 2020 (DOU de 12/03/2020 – Seção 1)**. Aprova a nova redação da Norma Regulamentadora nº 01 – Disposições Gerais e Gerenciamento de Riscos Ocupacionais. Brasília, DF: Ministério da Economia, 2020a. Disponível em: https://www.gov.br/trabalho-e-emprego/pt-br/assuntos/inspecao-do-trabalho/seguranca-e-saude-no-trabalho/sst-portarias/2020/portaria_seprt_6-730_-altera_a_nr_01.pdf/view. Acesso em: 29 mar. 2024.

BRASIL. Ministério da Fazenda. **CVM lança resolução para adotar indicadores claros e comparáveis em práticas sustentáveis de empresas que acessam o mercado de capitais**. Brasília: Ministério da Fazenda, 2023c. Disponível em: https://www.gov.br/fazenda/pt-br/assuntos/noticias/2023/outubro/cvm-lanca-resolucao-para-adotar-indicadores-claros-e-comparaveis-em-praticas-sustentaveis-de-empresas-que-acessam-o-mercado-de-capitais. Acesso em: 6 jul. 2024.

BRASIL. Ministério da Justiça e Segurança Pública. **PF prende falso enfermeiro que tentava registro no COREN/AM portando diploma falso**. Brasília, DF: Ministério da Justiça e Segurança Pública, 2023d. Disponível em: https://www.gov.br/pf/pt-br/assuntos/noticias/2023/04/pf-prende-falso-enfermeiro-que-tentava-registro-no-coren-am-portando-diploma-falso. Acesso em: 6 abr. 2024.

BRASIL. Ministério da Previdência Social. **Instituto Nacional do Seguro Social – INSS**. Brasília, DF: Ministério da Previdência Social, 2020b. Disponível em: https://www.gov.br/inss/pt-br. Acesso em: 1 abr. 2024.

BRASIL. Ministério da Saúde. **Cadernos de atenção básica** – Saúde do trabalhador e da trabalhadora. Brasília, DF: Ministério da Saúde, 2018a. Disponível em: http://189.28.128.100/dab/docs/portaldab/publicacoes/cadernoab_saude_do_trabalhador.pdf. Acesso em: 9 abr. 2024.

BRASIL. Ministério da Saúde. **Carta dos direitos dos usuários da Saúde**. Brasília, DF: Ministério da Saúde, 2011a. Disponível em: https://bvsms.saude.gov.br/bvs/publicacoes/cartas_direitos_usuarios_saude_3ed.pdf. Acesso em: 14 out. 2024.

BRASIL. Ministério da Saúde. **Centro de referência em saúde do trabalhador**. Brasília, DF: Ministério da Saúde, 2023e. https://www.gov.br/saude/pt-br/composicao/svsa/cerest. Acesso em: 2 abr. 2024.

BRASIL. Ministério da Saúde. **Doenças relacionadas ao trabalho**: manual de procedimentos para os serviços de saúde. Brasília, DF: Ministério da Saúde, 2001. Disponível em: https://bvsms.saude.gov.br/bvs/publicacoes/doencas_relacionadas_trabalho_manual_procedimentos.pdf. Acesso em: 21 abr. 2024.

BRASIL. Ministério da Saúde. **Glossário temático da saúde do trabalhador do Mercosul**. Brasília, DF: Ministério da Saúde, 2014a. Disponível em: https://bvsms.saude.gov.br/bvs/publicacoes/glossario_tematico_saude_trabalhador_mercosul.pdf. Acesso em: 11 jul. 2024.

BRASIL. Ministério da Saúde. **Governança e responsabilidade socioambiental (ESG)**. Brasília, DF: Ministério da Saúde, 2021a. Disponível em: https://www.gov.br/ans/pt-br/acesso-a-informacao/transparencia-e-prestacao-de-contas/planos-de-gestao-de-logistica-sustentavel. Acesso em: 8 jul. 2024.

BRASIL. Ministério da Saúde. **Legislação em saúde**: caderno de legislação em saúde do trabalhador. 2ª edição revista e ampliada série E. Legislação de Saúde. Brasília, DF: Ministério da Saúde, 2005a. Disponível em: https://bvsms.saude.gov.br/bvs/publicacoes/legislacao_saude_saude_trabalhador.pdf. Acesso em: 29 mar. 2024.

BRASIL. Ministério da Saúde. **Política nacional de práticas integrativas e complementares no SUS**. Brasília, DF: Ministério da Saúde, 2015a. Disponível em: https://bvsms.saude.gov.br/bvs/publicacoes/politica_nacional_praticas_integrativas_complementares_2ed.pdf. Acesso em: 9 jun. 2024.

BRASIL. Ministério da Saúde. **Política nacional de saúde do trabalhador e da trabalhadora (PNSTT)**. Brasília, DF: Ministério da Saúde, 2024c. Disponível em: https://www.gov.br/saude/pt-br/composicao/svsa/saude-do-trabalhador/politica-nacional-de-saude-do-trabalhador-e-da-trabalhadora. Acesso em: 3 abr. 2024.

BRASIL. Ministério da Saúde. **Poluição atmosférica na ótica do sistema único de saúde**. Brasília, DF: Ministério da Saúde, 2021b. Disponível em: https://bvsms.saude.gov.br/bvs/publicacoes/poluicao_atmosferica_SUS_saude_ambiental.pdf. Acesso em: 19 jun. 2024.

BRASIL. Ministério da Saúde. **Portaria de Consolidação nº 2, de 2017**. Brasília, DF: Ministério da Saúde, 2017. Disponível em: https://bvsms.saude.gov.br/bvs/saudelegis/gm/2017/MatrizesConsolidacao/Matriz-2-Politicas.html. Acesso em: 3 abr. 2024.

BRASIL. Ministério da Saúde. **Portaria GM nº 1.679, de 19 de setembro de 2002**. Brasília, DF: Ministério da Saúde, 2002. Disponível em: https://ftp.medicina.ufmg.br/osat/legislacao/Portaria_1679_12092014.pdf . Acesso em: 2 abr. 2024.

BRASIL. Ministério da Saúde. **Portaria GM/MS nº 1.999, de 27 de novembro de 2023**. Altera a Portaria de Consolidação GM/MS nº 5, de 28 de setembro de 2017 para atualizar a Lista de Doenças Relacionadas ao Trabalho (LDRT). Brasília, DF: Ministério da Saúde, 2023e. Disponível em: https://www.in.gov.br/en/web/dou/-/portaria-gm/ms-n-1.999-de-27-de-novembro-de-2023-526629116. Acesso em: 14 out. 2024.

BRASIL. Ministério da Saúde. **Portaria GM/MS nº 5.201, de 15 de agosto de 2024**. Altera o Anexo 1 do Anexo V à Portaria de Consolidação MS nº 4, de 28 de setembro de 2017, para incluir novas doenças na Lista Nacional de Notificação Compulsória de doenças, agravos e eventos de saúde pública, nos serviços de saúde públicos e privados em todo o território nacional, e modifica o Anexo XLIII à Portaria de Consolidação MS nº 5, de 28 de setembro de 2017, para revogar o item I da Lista Nacional de Doenças e Agravos a serem monitorados pela Estratégia de Vigilância Sentinela. Brasília, DF: Ministério da Saúde, 2024. Disponível em: https://www.in.gov.br/en/web/dou/-/portaria-gm/ms-n-5.201-de-15-de-agosto-de-2024-579010765. Acesso em: 28 fev. 2025.

BRASIL. Ministério da Saúde. **Portaria nº 777, de 28 de abril de 2004**. Dispõe sobre os procedimentos técnicos para a notificação compulsória de agravos à saúde do trabalhador em rede de serviços sentinela específica, no Sistema Único de Saúde – SUS. Brasília, DF: Ministério da Saúde, 2004. Disponível em: https://bvsms.saude.gov.br/bvs/saudelegis/gm/2004/prt0777_28_04_2004.html Acesso em: 29 mar. 2024.

BRASIL. Ministério da Saúde. **Portaria nº 971, de 03 de maio de 2006**. Aprova a Política Nacional de Práticas Integrativas e Complementares (PNPIC) no Sistema Único de Saúde. Brasília, DF: Ministério da Saúde, 2006. Disponível em: https://bvsms.saude.gov.br/bvs/saudelegis/gm/2006/prt0971_03_05_2006.html. Acesso em: 4 nov. 2024.

BRASIL. Ministério da Saúde. **Portaria nº 1.339, de 18 de novembro de 1999**. Brasília, DF: Ministério da Saúde, 1999a. Disponível em: https://bvsms.saude.gov.br/bvs/saudelegis/gm/1999/prt1339_18_11_1999.html. Acesso em: 14 out. 2024.

BRASIL. Ministério da Saúde. **Portaria nº 1.823, de 23 de agosto de 2012**. Institui a Política Nacional de Saúde do Trabalhador e da Trabalhadora. Brasília, DF: Ministério da Saúde, 2012. Disponível em: https://bvsms.saude.gov.br/bvs/saudelegis/gm/2012/prt1823_23_08_2012.html. Acesso em: 3 abr. 2024.

BRASIL. Ministério da Saúde. **Portaria nº 2.437, de 7 de dezembro de 2005**. Brasília, DF: Ministério da Saúde, 2005b. Disponível em: https://bvsms.saude.gov.br/bvs/saudelegis/gm/2005/prt2437_07_12_2005.html. Acesso em: 29 mar. 2024.

BRASIL. Ministério da Saúde. **Programa nacional de imunizações**. Brasília, DF: Ministério da Saúde, 2018b. Disponível em: https://www.gov.br/saude/pt-br/acesso-a-informacao/acoes-e-programas/pni. Acesso em: 2 jun. 2024.

BRASIL. Ministério da Saúde. **Protocolos de Intervenção para o SAMU 192** – Serviço de Atendimento Móvel de Urgência. Brasília, DF: Ministério da Saúde, 2016. Disponível em: https://bvsms.saude.gov.br/bvs/publicacoes/protocolo_suporte_basico_vida.pdf?_ga=2.36815078.798967787.1718051634-1495605318.1718051634. Acesso em: 9 jun. 2024.

BRASIL. Ministério da Saúde. **Rede Nacional de Atenção Integral à Saúde do Trabalhador**. Brasília, DF: Ministério da Saúde, 2023f. Disponível em: https://www.gov.br/saude/pt-br/composicao/svsa/saude-do-trabalhador/renast. Acesso em: 2 abr. 2024.

BRASIL. Ministério da Saúde. **Resolução da Diretoria Colegiada – RDC nº 222, de 28 de março de 2018**. Brasília, DF: Ministério da Saúde, 2018c. Disponível em: https://bvsms.saude.gov.br/bvs/saudelegis/anvisa/2018/rdc0222_28_03_2018.pdf. Acesso em: 9 jul. 2024.

BRASIL. Ministério da Saúde. **Saúde mental**. Brasília, DF: Ministério da Saúde, 2022a. Disponível em: https://www.gov.br/saude/pt-br/assuntos/saude-de-a-a-z/s/saude-mental. Acesso em: 7 jun. 2024.

BRASIL. Ministério da Saúde. **Síndrome de burnout**. Brasília, DF: Ministério da Saúde, 2022b. Disponível em: https://www.gov.br/saude/pt-br/assuntos/saude-de-a-a-z/s/sindrome-de-burnout. Acesso em: 28 abr. 2024.

BRASIL. Ministério da Saúde. **Sistema único de saúde (SUS)**: princípios e conquistas. Brasília, DF: Ministério da Saúde, 2000. Disponível em: https://bvsms.saude.gov.br/bvs/publicacoes/sus_principios.pdf. Acesso em: 31 mar. 2024.

BRASIL. Ministério do Trabalho e Emprego. **Comissão Tripartite Paritária Permanente (CTPP)**. Brasília, DF: Ministério do Trabalho e Emprego, 2023g. Disponível em: https://www.gov.br/trabalho-e-emprego/pt-br/acesso-a-informacao/participacao-social/conselhos-e-orgaos-colegiados/comissao-tripartite-partitaria-permanente. Acesso em: 31 mar. 2024.

BRASIL. Ministério do Trabalho e Emprego. **Decreto nº 11.496, de 19 de abril de 2023**. Dispõe sobre o Conselho Nacional do Trabalho, a Comissão Nacional de Erradicação do Trabalho Infantil, a Comissão Tripartite Paritária Permanente, o Conselho Deliberativo do Fundo de Amparo ao Trabalhador, o Conselho Curador do Fundo de Garantia do Tempo de Serviço e o Fórum Nacional de Microcrédito. Brasília, DF: Ministério do Trabalho e Emprego, 2023h. Disponível em: https://www.gov.br/trabalho-e-emprego/pt-br/acesso-a-informacao/participacao-social/conselhos-e-orgaos-colegiados/comissao-tripartite-partitaria-permanente/institucional/composicao/decreto-11496-de-19-04-2023.pdf. Acesso em: 31 mar. 2024.

BRASIL. Ministério do Trabalho e Emprego. **Fundacentro**. Brasília, DF: Ministério do Trabalho e Emprego, 2020c. Disponível em: https://www.gov.br/fundacentro/pt-br. Acesso em: 16 abr. 2024.

BRASIL. Ministério do Trabalho e Emprego. **Instrução Normativa MTP nº 2, de 8 de novembro de 2021**. Brasília, DF: Ministério do Trabalho e Emprego, 2021c. Disponível em: https://www.gov.br/trabalho-e-emprego/pt-br/assuntos/inspecao-do-trabalho/areas-de-atuacao/in-2-de-8-denovembro-de-2021.pdf. Acesso em: 30 out. 2024.

BRASIL. Ministério do Trabalho e Emprego. **Nova NR-07 promove interação do PGR com o PCMSO**. Brasília, DF: Ministério do Trabalho e Emprego, 2020d. Disponível em: https://www.gov.br/fundacentro/pt-br/comunicacao/noticias/noticias/2020/7/nova-nr-07-promove-interacao-do-pgr-com-o-pcmso. Acesso em: 8 maio 2024.

BRASIL. Ministério do Trabalho e Emprego. **Norma Regulamentadora nº 1 (NR-1)**. Brasília, DF: Ministério do Trabalho e Emprego, 2020e. Disponível em: https://www.gov.br/trabalho-e-emprego/pt-br/acesso-a-informacao/participacao-social/conselhos-e-orgaos-colegiados/comissao-tripartite-partitaria-permanente/normas-regulamentadora/normas-regulamentadoras-vigentes/nr-1. Acesso em: 30 abr. 2024.

BRASIL. Ministério do Trabalho e Emprego. **NR-01 – Disposições gerais e gerenciamento de riscos ocupacionais**. Brasília, DF: Ministério do Trabalho e Emprego, 2024d. Disponível em: https://www.gov.br/trabalho-e-emprego/pt-br/acesso-a-informacao/participacao-social/conselhos-e-orgaos-colegiados/comissao-tripartite-partitaria-permanente/normas-regulamentadora/normas-regulamentadoras-vigentes/nr-01-atualizada-2024.pdf. Acesso em: 30 abr. 2024.

BRASIL. Ministério do Trabalho e Emprego. **NR-04 – Serviços Especializados em Segurança e em Medicina do Trabalho**. Brasília, DF: Ministério do Trabalho e Emprego, 2022c. Disponível em: https://www.gov.br/trabalho-e-emprego/pt-br/acesso-a-informacao/participacao-social/conselhos-e-orgaos-colegiados/comissao-tripartite-partitaria-permanente/arquivos/normas-regulamentadoras/nr-04-atualizada-2022-2-1.pdf. Acesso em: 14 abr. 2024.

BRASIL. Ministério do Trabalho e Emprego. **NR-06 – Equipamentos de Proteção Individual**. Brasília, DF: Ministério do Trabalho e Emprego, 2022d. Disponível em: https://www.gov.br/trabalho-e-emprego/pt-br/acesso-a-informacao/participacao-social/conselhos-e-orgaos-colegiados/comissao-tripartite-partitaria-permanente/arquivos/normas-regulamentadoras/nr-06-atualizada-2022-1.pdf. Acesso em: 31 out. 2024.

BRASIL. Ministério do Trabalho e Emprego. **NR-07 – Programa de controle médico de saúde ocupacional – PCMSO**. Brasília, DF: Ministério do Trabalho e Emprego, 2024e. Disponível em: https://www.gov.br/trabalho-e-emprego/pt-br/acesso-a-informacao/participacao-social/conselhos-e-orgaos-colegiados/comissao-tripartite-partitaria-permanente/normas-regulamentadora/normas-regulamentadoras-vigentes/nr-07-atualizada-2022.pdf. Acesso em: 19 maio 2024.

BRASIL. Ministério do Trabalho e Emprego. **NR- 17 – Ergonomia**. Brasília, DF: Ministério do Trabalho e Emprego, 2022e. Disponível em: https://www.gov.br/trabalho-e-emprego/pt-br/acesso-a-informacao/participacao-social/conselhos-e-orgaos-colegiados/comissao-tripartite-partitaria-permanente/arquivos/normas-regulamentadoras/nr-17-atualizada-2022.pdf. Acesso em: 2 jun. 2024.

BRASIL. Ministério do Trabalho e Emprego. **NR-32 – Segurança e Saúde no Trabalho em Serviços de Saúde**. Brasília, DF: Ministério do Trabalho e Emprego, 2022f. Disponível em: https://www.gov.br/trabalho-e-emprego/pt-br/acesso-a-informacao/participacao-social/conselhos-e-orgaos-colegiados/comissao-tripartite-partitaria-permanente/arquivos/normas-regulamentadoras/nr-32-atualizada-2022-2.pdf. Acesso em: 31 out. 2024.

BRASIL. Ministério do Trabalho e Emprego. **Normas Regulamentadoras vigentes**. Brasília, DF: Ministério do Trabalho e Emprego, 2020f. Disponível em: https://www.gov.br/trabalho-e-emprego/pt-br/acesso-a-informacao/participacao-social/conselhos-e-orgaos-colegiados/comissao-tripartite-partitaria-permanente/normas-regulamentadora/normas-regulamentadoras-vigentes. Acesso em: 31 mar. 2024.

BRASIL. Ministério do Trabalho e Previdência. **Portaria MTP/GM nº 672, de 8 de novembro de 2021**. Brasília, DF: Ministério do Trabalho e Emprego, 2021d. Disponível em: https://www.normaslegais.com.br/legislacao/portaria672_2021.htm#. Acesso em: 30 out. 2024.

BRASIL. Ministério do Trabalho e Emprego. **Portaria nº 6, de 12 de junho de 1990**. Brasília, DF: Ministério do Trabalho e Emprego, 1990. Disponível em: https://www.gov.br/trabalho-e-emprego/pt-br/assuntos/inspecao-do-trabalho/seguranca-e-saude-no-trabalho/sst-portarias/1990/portaria_06_altera_nr_04_e_nr_27.pdf. Acesso em: 4 dez. 2024.

BRASIL. Ministério do Trabalho e Emprego. **Portaria nº 11, de 17 de setembro de 1990**. Altera a Norma Regulamentadora NR-4, dando nova redação aos itens 4.4 e 4.7 e revoga a NR-27. Brasília, DF: Ministério do Trabalho e Emprego, 1990a. Disponível em: https://www.gov.br/trabalho-e-emprego/pt-br/assuntos/inspecao-do-trabalho/seguranca-e-saude-no-trabalho/sst-portarias/1990/portaria_11_altera_nr_04.pdf. Acesso em: 23 set. 2024.

BRASIL. Ministério do Trabalho e Emprego. **Portaria nº 25, de 29 de dezembro de 1994**. Brasília, DF: Ministério do Trabalho e Emprego, 1994. Disponível em: https://www.fenf.unicamp.br/sites/default/files/2018-07/portaria_n_25_29_dez_1994_mt_riscos_ambientais_mapa_de_ris_0.pdf. Acesso em: 11 jul. 2024.

BRASIL. Ministério do Trabalho e Emprego. **Portaria nº 1.127, de 2 de outubro de 2003**. Estabelece procedimentos para a elaboração de normas regulamentadoras relacionadas à saúde e segurança e condições gerais de trabalho. Brasília, DF: Ministério do Trabalho e Emprego, 2003a. Disponível em: https://www.gov.br/trabalho-e-emprego/pt-br/acesso-a-informacao/participacao-social/

conselhos-e-orgaos-colegiados/comissao-tripartite-partitaria-permanente/legislacao/legislacao-anterior-ao-decreto-no-9-944-2019/portaria_1127_de_02_10_2003.pdf/view. Acesso em: 10 out. 2024.

BRASIL. Ministério do Trabalho e Emprego. **Portaria n° 3.214, de 8 de junho de 1978** (DOU de 06/07/78 – Suplemento). Aprova as normas regulamentadoras – NR – do capítulo V, título II, da Consolidação das Leis do Trabalho, relativas à segurança e medicina do trabalho. Brasília, DF: Ministério do Trabalho, 1978. Disponível em: https://www.gov.br/trabalho-e-emprego/pt-br/assuntos/inspecao-do-trabalho/seguranca-e-saude-no-trabalho/sst-portarias/1978/portaria_3-214_aprova_as_nrs.pdf. Acesso em: 23 set. 2024.

BRASIL. Ministério do Trabalho e Emprego. **Portaria nº 4.219, de 20 de dezembro de 2022**. Brasília, DF: Ministério do Trabalho e Emprego, 2022g. Disponível em: https://www.in.gov.br/en/web/dou/-/portaria-mtp-n-4.219-de-20-de-dezembro-de-2022-452780351. Acesso em: 14 jun. 2024.

BRASIL. Ministério do Trabalho e Emprego. **Programa de Alimentação do Trabalhador (PAT)**. Brasília, DF: Ministério do Trabalho e Emprego, 2023i. Disponível em: https://www.gov.br/trabalho-e-emprego/pt-br/servicos/empregador/programa-de-alimentacao-do-trabalhador-pat/faq-atualizacao-cgsst_ago23.pdf. Acesso em: 2 jun. 2024.

BRASIL. Ministério do Trabalho e Emprego. **Programa de Gerenciamento de Riscos (PGR)**. Brasília, DF: Ministério do Trabalho e Emprego, 2023j. Disponível em: https://www.gov.br/trabalho-e-emprego/pt-br/assuntos/inspecao-do-trabalho/pgr. Acesso em: 30 abr. 2024.

BRASIL. Secretaria da Saúde do Estado da Bahia. **Política Nacional de Saúde do Trabalhador e da Trabalhadora**. Salvador: Sesab, 2021e. Disponível em: https://www.saude.ba.gov.br/wp-content/uploads/2017/08/Apresentacao_PNSTT_07abr2014.pdf. Acesso em: 3 abr. 2024.

BRASIL. Presidência da República. **Constituição da República Federativa do Brasil de 1988**. Brasília, DF: Presidência da República, 1988. Disponível em: https://www.planalto.gov.br/ccivil_03/constituicao/constituicao.htm. Acesso em: 23 set. 2024.

BRASIL. Presidência da República. **Decreto nº 3.048, de 6 de maio de 1999**. Aprova o Regulamento da Previdência Social, e dá outras providências. Brasília, DF: Presidência da República, 1999b. Disponível em: https://www.planalto.gov.br/ccivil_03/decreto/d3048.htm. Acesso em: 10 out. 2024.

BRASIL. Presidência da República. **Decreto nº 7.602, de 7 de novembro de 2011**. Dispõe sobre a Política Nacional de Segurança e Saúde no Trabalho – PNSST. Brasília, DF: Presidência da República, 2011b. Disponível em: https://www.planalto.gov.br/ccivil_03/_ato2011-2014/2011/decreto/d7602. Acesso em: 23 set. 2024.

BRASIL. Presidência da República. **Decreto nº 8.373, de 11 de dezembro de 2014**. Brasília, DF: Presidência da República, 2014b. Disponível em: https://www.planalto.gov.br/ccivil_03/_ato2011-2014/2014/decreto/D8373.htm. Acesso em: 3 abr. 2024.

BRASIL. Presidência da República. **Decreto nº 8.424, de 31 de março de 2015**. Regulamenta a Lei nº 10.779, de 25 de novembro de 2003, para dispor sobre a concessão do benefício de seguro-desemprego, durante o período de defeso, ao pescador profissional artesanal que exerce sua atividade exclusiva e ininterruptamente. Brasília, DF: Presidência da República, 2015b. Disponível em: https://www.planalto.gov.br/ccivil_03/_ato2015-2018/2015/decreto/d8424.htm. Acesso em: 10 out. 2024.

BRASIL. Presidência da República. **Decreto nº 10.620, de 5 de fevereiro de 2021**. Dispõe sobre a competência para a concessão e a manutenção das aposentadorias e pensões do regime próprio de previdência social da União no âmbito da administração pública federal. Brasília, DF: Presidência da República, 2021f. Disponível em: https://www.planalto.gov.br/ccivil_03/_ato2019-2022/2021/decreto/d10620.htm. Acesso em: 10 out. 2024.

BRASIL. Presidência da República. **Decreto nº 10.854, de 10 de novembro de 2021**. Regulamenta disposições relativas à legislação trabalhista e institui o Programa Permanente de Consolidação, Simplificação e Desburocratização de Normas Trabalhistas Infralegais e o Prêmio Nacional Trabalhista, e altera o Decreto nº 9.580, de 22 de novembro de 2018. Brasília, DF: Presidência da República, 2021g. Disponível em: https://www.planalto.gov.br/ccivil_03/_ato2019-2022/2021/decreto/d10854.htm. Acesso em: 30 out. 2024.

BRASIL. Presidência da República. **Decreto nº 99.350, de 27 de junho de 1990**. Brasília, DF: Presidência da República, 1990b. Disponível em: https://www.planalto.gov.br/ccivil_03/decreto/antigos/d99350.htm. Acesso em: 10 out. 2024.

BRASIL. Presidência da República. **Decreto-lei nº 5.452, de 1º de maio de 1943**. Aprova a Consolidação das Leis do Trabalho. Brasília, DF: Presidência da República, 1943. Disponível em: https://www.planalto.gov.br/ccivil_03/decreto-lei/del5452.htm. Acesso em: 8 nov. 2024.

BRASIL. Presidência da República. **Emenda Constitucional nº 26, de 27 de novembro de 1985**. Convoca Assembleia Nacional Constituinte e dá outras providências. Brasília, DF: Presidência da República, 1985. Disponível em: https://www.planalto.gov.br/ccivil_03/constituicao/emendas/emc_anterior1988/emc26-85.htm. Acesso em: 10 out. 2024.

BRASIL. Presidência da República. **Lei nº 2.822, de 14 de julho de 1956**. Dispõe sobre o registro de diploma de enfermeiro, expedido até o ano de 1950, por escolas estaduais de enfermagem não equiparadas nos termos do Decreto nº 20.109, de 15 de junho de 1931, e da Lei nº 775, de 6 de agosto de 1949, e dá outras providências. Brasília, DF: Presidência da República, 1956. Disponível em: https://www.planalto.gov.br/ccivil_03/leis/1950-1969/l2822.htm#. Acesso em: 30 set. 2024.

BRASIL. Presidência da República. **Lei nº 5.905, de 12 de julho de 1973**. Dispõe sobre a criação dos Conselhos Federal e Regionais de Enfermagem e dá outras providências. Brasília, DF: Presidência da República, 1973b. Disponível em: https://www.planalto.gov.br/ccivil_03/leis/l5905.htm. Acesso em: 6 abr. 2024.

BRASIL. Presidência da República. **Lei nº 6.321, de 14 de abril de 1976**. Dispõe sobre a dedução do lucro tributável para fins de imposto sobre a renda das pessoas jurídicas, do dobro das despesas realizadas em programas de alimentação do trabalhador. Brasília, DF: Presidência da República, 1976c. Disponível em: https://www.planalto.gov.br/ccivil_03/leis/l6321.htm. Acesso em: 30 out. 2024.

BRASIL. Presidência da República. **Lei nº 6.514, de 22 de dezembro de 1977**. Altera o Capítulo V do Título II da Consolidação das Leis do Trabalho, relativo à segurança e medicina do trabalho e dá outras providências. Brasília, DF: Presidência da República, 1977. Disponível em: https://www.planalto.gov.br/ccivil_03/leis/l6514.htm. Acesso em: 9 out. 2024.

BRASIL. Presidência da República. **Lei nº 7.498, de 25 de junho de 1986**. Dispõe sobre a regulamentação do exercício da enfermagem, e dá outras providências. Brasília, DF: Presidência da República, 1986. Disponível em: https://www.planalto.gov.br/ccivil_03/leis/l7498.htm. Acesso em: 6 abr. 2024.

BRASIL. Presidência da República. **Lei nº 7.716, de 5 de janeiro de 1989**. Define os crimes resultantes de preconceito de raça ou de cor. Brasília, DF: Presidência da República, 1989. Disponível em: https://www.planalto.gov.br/ccivil_03/leis/l7716.htm. Acesso em: 1 nov. 2024.

BRASIL. Presidência da República. **Lei nº 8.080, de 19 de setembro de 1990**. Dispõe sobre as condições para a promoção, proteção e recuperação da saúde, a organização e o funcionamento dos serviços correspondentes e dá outras providências. Brasília, DF: Presidência da República, 1990c. Disponível em: https://www.planalto.gov.br/ccivil_03/leis/l8080.htm. Acesso em: 31 mar. 2024.

BRASIL. Presidência da República. **Lei nº 8.142, de 28 de dezembro de 1990**. Dispõe sobre a participação da comunidade na gestão do Sistema Único de Saúde (SUS) e sobre as transferências intergovernamentais de recursos financeiros na área da saúde e dá outras providências. Brasília, DF: Presidência da República, 1990d. Disponível em: https://www.planalto.gov.br/ccivil_03/leis/l8142.htm. Acesso em: 31 mar. 2024.

BRASIL. Presidência da República. **Lei nº 8.213, de 24 de julho de 1991**. Dispõe sobre os Planos de Benefícios da Previdência Social e dá outras providências. Brasília, DF: Presidência da República, 1991a. Disponível em: https://www.planalto.gov.br/ccivil_03/leis/l8213compilado.htm. Acesso em: 21 abr. 2024.

BRASIL. Presidência da República. **Lei nº 8.742, de 7 de dezembro de 1993**. Dispõe sobre a organização da Assistência Social e dá outras providências. Brasília, DF: Presidência da República, 1993. Disponível em: https://www.planalto.gov.br/ccivil_03/leis/l8742.htm. Acesso em: 10 out. 2042.

BRASIL. Presidência da República. **Lei nº 13.467, de 13 de julho de 2017**. Altera a Consolidação das Leis do Trabalho (CLT), aprovada pelo Decreto-Lei nº 5.452, de 1º de maio de 1943, e as Leis n º 6.019, de 3 de janeiro de 1974, 8.036, de 11 de maio de 1990, e 8.212, de 24 de julho de 1991, a fim de adequar a legislação às novas relações de trabalho. Brasília, DF: Presidência da República, 2017. Disponível em: https://www.planalto.gov.br/ccivil_03/_ato2015-2018/2017/lei/l13467.htm. Acesso em: 8 nov. 2024.

BRASIL. Presidência da República. **Lei nº 14.434, de 4 de agosto de 2022**. Altera a Lei nº 7.498, de 25 de junho de 1986, para instituir o piso salarial nacional do Enfermeiro, do Técnico de Enfermagem, do Auxiliar de Enfermagem e da Parteira. Brasília, DF: Presidência da República, 2022h. Disponível em: https://www.planalto.gov.br/ccivil_03/_Ato2019-2022/2022/Lei/L14434.htm#art1. Acesso em: 6 abr. 2024.

BRASIL. Presidência da República. **Lei nº 14.831, de 27 de março de 2024**. Brasília, DF: Presidência da República, 2024f. Disponível em: https://www.in.gov.br/en/web/dou/-/lei-n-14.831-de-27-de-marco-de-2024-550880993. Acesso em: 14 jun. 2024.

BRASIL. Presidência da República. **Regulamento da Previdência Social**. Anexo II – Agentes patogênicos causadores de doenças profissionais ou do trabalho, conforme previsto no art. 20 da lei nº 8.213, de 1991b. Brasília, DF: Presidência da República, 1999c. Disponível em: https://www.planalto.gov.br/ccivil_03/decreto/D3048anexoii-iii-iv.htm. Acesso em: 25 abr. 2024.

BRASIL. Senado Federal. **Consolidação das leis do trabalho** – CLT e normas correlatas. 3. ed. Brasília, DF: Senado Federal, 2020g. Disponível em: https://www2.senado.leg.br/bdsf/bitstream/handle/id/580894/CLT_3ed.pdf?sequence=1&isAllowed=y. Acesso em: 9 out. 2024.

BRITISH STANDARDS INSTITUTE (BSI). OHSAS 18001:2007 – Sistemas de gestão da saúde e segurança no trabalho – Requisitos. **BSI**, 2007. Disponível em: https://comum.rcaap.pt/bitstream/10400.26/7319/2/Anexo%20I%20OHSAS180012007_pt.pdf. Acesso em: 4 dez. 2024.

CALCINI, Ricardo; LOPES FILHO, Abel Ferreira; FONSECA, João José da. **CLT comentada artigo por artigo**. 3. ed. São Paulo: Editora Mizuno, 2024.

CAVALCANTE, Juliana; ALMEIDA, Kelly; VALLE, Otto. Ossos do ofício. **Metrópoles**, 2017. Disponível em: https://www.metropoles.com/materias-especiais/ossos-do-oficio. Acesso em: 21 abr. 2024.

CANDELÁRIA, Elka; OLIVEIRA, Victória. Cão que foi abandonado é 'promovido' de frentista a gerente em MT. **G1**, 2023. Disponível em: https://g1.globo.com/mt/mato-grosso/noticia/2023/08/17/cao-que-foi-abandonado-e-promovido-de-frentista-a-gerente-em-mt.ghtml. Acesso em: 14 jun. 2024.

COMISSÃO MUNDIAL SOBRE MEIO AMBIENTE E DESENVOLVIMENTO (CMMAD). **Nosso futuro comum**. 2. ed. Rio de Janeiro: Editora da Fundação Getúlio Vargas, 1991.

COMO ESTABELECER um programa de proteção respiratória. **3M**, 2016. Disponível em: https://www.3m.com.br/3M/pt_BR/epi/solucoes-de-seguranca-pessoal/programa-de-protecao-respiratoria/. Acesso em: 1 jun. 2024.

COMO SABER se o seu trabalho é insalubre, penoso ou perigoso? São Paulo: Martins Advogados, 2018. 1 vídeo (3 min). Publicado pelo canal Martins Advogados. Disponível em: https://www.youtube.com/watch?v=YfUwiN6BsMQ. Acesso em: 9 jun. 2024.

CONSELHO FEDERAL DE ENFERMAGEM (COFEN). **Internet não é terra sem lei e profissionais de enfermagem devem seguir preceitos éticos nas redes sociais**. Brasília: Cofen, 2024. Disponível em: https://www.cofen.gov.br/internet-nao-e-terra-sem-lei-e-profissionais-de-enfermagem-devem-seguir-preceitos-eticos-nas-redes-sociais/. Acesso em: 9 abr. 2024.

CONSELHO FEDERAL DE ENFERMAGEM (COFEN). **Resolução Cofen-238/2000**. Brasília: Cofen, 2019. Disponível em: https://www.cofen.gov.br/resolucao-cofen-238-2000/. Acesso em: 19 maio 2024.

CONSELHO FEDERAL DE ENFERMAGEM (COFEN). **Resolução Cofen nº 564/2017**. Brasília: Cofen, 2017. Disponível em: https://edisciplinas.usp.br/pluginfile.php/4295458/mod_resource/content/1/Novo%20Co%CC%81digo%20de%20E%CC%81tica%20-%20Res%20COFEN%20N%C2%BA%200564_2017%20.pdf. Acesso em: 6 abr. 2024.

CONSELHO REGIONAL DE ENFERMAGEM DE SÃO PAULO (COREN-SP). Campanha global quer valorizar profissionais de enfermagem e melhorar indicadores de saúde no mundo. **Folha de São Paulo**, 2019. Disponível em: https://estudio.folha.uol.com.br/enfermagemsp/2019/12/1988521-campanha-global-busca-valorizar-profissionais-de-enfermagem-e-melhorar-indicadores-de-saude-no-mundo.shtml. Acesso em: 9 abr. 2024.

CONSELHO REGIONAL DE ENFERMAGEM DE SÃO PAULO (COREN-SP). **Código de ética e principais legislações para o exercício da enfermagem**. 3. ed. São Paulo: Coren, 2024. Disponível em: https://portal.coren-sp.gov.br/wp-content/uploads/2024/06/Codigo-de-etica-2024.pdf. Acesso em: 6 abr. 2024.

CONSELHO REGIONAL DE ENFERMAGEM DE SÃO PAULO (COREN-SP). **Enfermagem em números**. São Paulo: Coren, 2022. Disponível em: https://portal.coren-sp.gov.br/enfermagem-em-numeros.php. Acesso em: 9 abr. 2024.

CONSELHO REGIONAL DE ENFERMAGEM DE SÃO PAULO (COREN-SP). **Parecer Coren-SP 057 /2013** – CT PRCI nº 102.625 e ticket nº 287.004, 289.375. Ementa: realização de PCMSO por enfermeiro e técnico de enfermagem. São Paulo: Coren-SP, 2013. Disponível em: https://portal.coren-sp.gov.br/wp-content/uploads/2013/09/parecer_coren_sp_2013_057.pdf . Acesso em: 9 abr. 2024.

CONSIGLIO, Sonia. ESG e qualidade de vida: dá para separar? **Valor Investe**, 2023. Disponível em: https://valorinveste.globo.com/blogs/sonia-consiglio/coluna/esg-e-qualidade-de-vida-da-para-separar.ghtml. Acesso em: 1 jul. 2024.

COSTA, Marco Antonio F. da. **Segurança e saúde no trabalho**: cidadania, competitividade e produtividade. 1. ed. Rio de Janeiro: Editora Qualitymark.

CRUZ, Elaine Patrícia. Pesquisa diz que pessoa com deficiência sofre preconceito no trabalho. **Agência Brasil**, 2020. Disponível em: https://agenciabrasil.ebc.com.br/geral/noticia/2020-03/pesquisa-diz-que-pessoa-com-deficiencia-sofre-preconceito-no-trabalho. Acesso em: 5 jun. 2024.

DIRETORIA de felicidade do grupo Heineken. [*S. l.: s. n.*], 2023. 1 vídeo (4 min). Publicado pelo canal Exame. Disponível em: https://www.youtube.com/watch?v=tq-n1ZJgk3c&t=5s. Acesso em: 9 jun. 2024.

DISCRIMINAÇÃO no trabalho | jornada. São Paulo: TST, 2019. 1 vídeo (11 min). Publicado pelo canal TST. Disponível em: https://www.youtube.com/watch?v=yPUAilrRQCY. Acesso em: 4 jun. 2024.

DOCUMENTÁRIO "Carne, Osso". São Paulo: Repórter Brasil, 2011. 1 vídeo (66 min). Publicado pelo canal Repórter Brasil. Disponível em: https://www.youtube.com/watch?v=p1mpKSe_wuw. Acesso em: 2 jun. 2024.

EMPRESA humanizada tem foco nas pessoas. **Senac EAD**, 2020. Disponível em: https://www.ead.senac.br/detalhe-noticia/2020/6/empresa-humanizada-tem-foco-nas-pessoas/. Acesso em: 26 set. 2024.

ESOCIAL. Escrituração digital das obrigações fiscais, previdenciárias e trabalhistas. **Gov.br**, 2023. Disponível em: https://www.gov.br/esocial/pt-br. Acesso em 3 abr. 2024.

FERREIRA, Igor. Censo 2022: rede de esgoto alcança 62,5% da população, mas desigualdades regionais e por cor e raça persistem. **Agência IBGE Notícias**, 2024. Disponível em: https://agenciadenoticias.ibge.gov.br/agencia-noticias/2012-agencia-de-noticias/noticias/39237-censo-2022-rede-de-esgoto-alcanca-62-5-da-populacao-mas-desigualdades-regionais-e-por-cor-e-raca-persistem. Acesso em: 18 jun. 2024.

FILIPPE, Marina. Diversidade e inclusão nas empresas se intensificam, orçamento cresce, mas aculturamento é desafio. **Exame**, 2023. Disponível em: https://exame.com/esg/diversidade-e-inclusao-nas-empresa-se-intensificam-orcamento-cresce-mas-aculturamento-e-desafio/. Acesso em: 2 jun. 2024.

FILIPPE, Marina. Grupos minorizados não têm segurança psicológica e sofrem transtornos devido ao trabalho. **Exame**, 2023. Disponível em: https://exame.com/esg/grupos-minorizados-nao-tem-seguranca-psicologica-e-sofrem-transtornos-devido-ao-trabalho/. Acesso em: 3 jun. 2024.

FREUND, Alexander. 'Burnon' × burnout: entenda termo que explica quando o estresse constante com o trabalho leva à depressão. **G1**, 2024. Disponível em: https://g1.globo.com/saude/noticia/2024/04/26/burnon-x-burnout-entenda-termo-que-explica-quando-o-estresse-constante-com-o-trabalho-leva-a-depressao.ghtml. Acesso em: 9 jun. 2024.

FUNDAÇÃO FERNANDO HENRIQUE CARDOSO. **Saúde no Brasil**: a evolução das políticas e os debates do sistema de saúde nas últimas três décadas. Fundação FHC, 2021. Disponível em: https://fundacaofhc.org.br/linhasdotempo/saude. Acesso em: 31 mar. 2024.

FUNDACENTRO. Normas de higiene ocupacional. **Fundacentro**, 2020. Disponível em: http://antigo.fundacentro.gov.br/biblioteca/normas-de-higiene-ocupacional. Acesso em: 31 mar. 2024.

GABAS, Glaucia C. 3M soluções para saúde ocupacional e segurança ambiental. **3M**, 2004. Disponível em: https://multimedia.3m.com/mws/media/372534O/ohes.pdf. Acesso em: 1 jun. 2024.

GESTÃO de saúde ocupacional pode reduzir tributação até 50%. **Agora**, 2024. Disponível em: https://www.terra.com.br/noticias/gestao-de-saude-ocupacional-pode-reduzir-tributacao-ate-50,b8fbbf8b3fcfebb0cbb809fd1b6d21eekh5b5pt7.html. Acesso em: 26 set. 2024.

GIG – A uberização do trabalho – versão completa do documentário da repórter Brasil. São Paulo: Repórter Brasil, 2019. 1 vídeo (59 min). Disponível em: https://www.youtube.com/watch?v=cMPnAfrMLCk. Acesso em: 23 set. 2024.

HERMANN, Richard. **Mudanças no PPP**: entenda melhor e garanta a sua aposentadoria. Jusbrasil, 2022. Disponível em: https://www.jusbrasil.com.br/artigos/mudancas-no-ppp-entenda-melhor-e-garanta-a-sua-aposentadoria/1730994771. Acesso em: 3 abr. 2024.

HIERARCHY of controls. **CDC**, 2024. Disponível em: https://www.cdc.gov/niosh/topics/hierarchy/default.html. Acesso em: 5 maio 2024.

INSTITUTO DE PESQUISA ECONÔMICA APLICADA (IPEA). **Políticas sociais**: acompanhamento e análise. Brasília: Ipea, 2017. Disponível em: https://repositorio.ipea.gov.br/bitstream/11058/4135/1/bps_17_introducao.pdf. Acesso em: 31 mar. 2024.

KERR, Cris. A influência da cultura corporativa no burnout vai além do excesso de horas trabalhadas. **VC S/A**, 2024. Disponível em: https://vocesa.abril.com.br/coluna/cris-kerr/a-influencia-da-cultura-corporativa-no-burnout-vai-alem-do-excesso-de-horas-trabalhadas. Acesso em: 3 jun. 2024.

LUZ, Alex Faverzani da; SANTIN, Janaína Rigo. As relações de trabalho e sua regulamentação no Brasil a partir da Revolução de 1930. **Universidade Estadual de Maringá**, 2010. Disponível em: https://www.scielo.br/j/his/a/LXDGpSzFJkdChnYwq8bdkkL/. Acesso em: 23 set. 2024.

MACKEY, John; SISODIA, Raj. **Capitalismo consciente**: como libertar o espírito heroico dos negócios. 1. ed. São Paulo: Alta Books, 2018.

MARACCINI, Gabriela. Mudanças climáticas causam riscos à saúde de 70% dos trabalhadores, diz ONU. **CNN Brasil**, 2024a. Disponível em: https://www.cnnbrasil.com.br/saude/mudancas-climaticas-causam-riscos-a-saude-de-70-dos-trabalhadores-diz-onu/. Acesso em: 18 jun. 2024.

MARACCINI, Gabriela. O que é bem-estar? Saiba a importância de ter saúde física e mental hoje. **CNN Brasil**, 2024b. Disponível em: https://www.cnnbrasil.com.br/saude/o-que-e-bem-estar-saiba-a-importancia-de-ter-saude-fisica-e-mental-hoje/. Acesso em: 9 jan. 2024.

MENDES, René; DIAS, Elizabeth Costa. Da medicina do trabalho à saúde do trabalhador. **Revista de Saúde Pública**, 1991. Disponível em: https://www.scielo.br/j/rsp/a/VZp6G9RZWNnhN3gYfKbMjvd/?lang=pt#. Acesso em: 27 mar. 2024.

MAYA, Flavia. Aceleração da agenda 2030 da ONU através da implementação de políticas de ESG. **A Tribuna**, 2023. Disponível em: https://www.atribuna.com.br/opiniao/flavia-maya/a-acelerac-o-da-agenda-2030-da-onu-atraves-das-politicas-de-esg-1.391280. Acesso em: 1 jul. 2024.

NA LINHA de frente. Brasília: Cofen, 2020. 1 vídeo (26 min). Publicado pelo canal Somos Enfermagem TV. Disponível em: https://www.youtube.com/watch?v=8RzqWECyPsg. Acesso em: 6 abr. 2024.

NASCIMENTO, Amauri Mascaro; FERRARI, Irany; MARTINS FILHO, Ives Gandra da Silva. **História do trabalho, do direito do trabalho e da justiça do trabalho**. 3. ed. São Paulo: Editora LTr, 2015.

O QUE é matriz de risco e qual usar no PGR? **Sistema ESO**, 2021. Disponível em: https://sistemaeso.com.br/blog/seguranca-no-trabalho/o-que-e-matriz-de-risco-e-qual-usar-no-pgr. Acesso em: 6 maio 2024.

OBSERVATÓRIO digital de saúde e segurança do trabalho. **SmartLab**, 2022. Disponível em: https://smartlabbr.org/sst. Acesso em: 16 abr. 2024.

OIT: mundo perderá produtividade de 80 milhões de trabalhadores devido a calor extremo. **CSB**, 2024. Disponível em: https://csb.org.br/noticias/oit-calor-extremo-levara-a-perda-de-produtividade. Acesso em: 18 jun. 2024.

OLIVEIRA, Walter Engracia de. Ensino de saneamento do meio nas escolas de saúde pública. **Revista de Saúde Pública**, v. 9, n. 2, jun, 1975. Disponível em: https://www.scielo.br/j/rsp/a/n6qXGKVPMcSxNvxFBXtXxxp. Acesso em: 18 jun. 2024.

O QUE são os objetivos de desenvolvimento sustentável (ODS)? **2030 Today**, 2022. Disponível em: https://2030today.com.br/noticias/voc%C3%AA-sabe-o-que-s%C3%A3o-os-objetivos-de-desenvolvimento-sustentavel-ODS. Acesso em: 6 jul. 2024.

ORGANIZAÇÃO DAS NAÇÕES UNIDAS (ONU). **A ONU e o meio ambiente**. San Francisco, CA: ONU, 2020. Disponível em: https://brasil.un.org/pt-br/91223-onu-e-o-meio-ambiente. Acesso em: 17 jun. 2024.

ORGANIZAÇÃO DAS NAÇÕES UNIDAS (ONU). **Causas e efeitos das mudanças climáticas**. San Francisco, CA: ONU, 2022. Disponível em: https://www.un.org/pt/climatechange/science/causes-effects-climate-change. Acesso em: 18 jun. 2024.

ORGANIZAÇÃO DAS NAÇÕES UNIDAS (ONU). Como as Nações Unidas apoiam os objetivos de desenvolvimento sustentável no Brasil. **ONU**, 2020. Disponível em: https://brasil.un.org/pt-br/sdgs. Acesso em: 24 jun. 2024.

ORGANIZAÇÃO INTERNACIONAL DO TRABALHO (OIT). A OIT no Brasil. **ILO**, 2016. Disponível em: https://www.ilo.org/wcmsp5/groups/public/---americas/---ro-lima/---ilo-brasilia/documents/publication/wcms_496598.pdf. Acesso em: 27 mar. 2024.

ORGANIZAÇÃO INTERNACIONAL DO TRABALHO (OIT). Para superar a crise: um pacto mundial para o emprego. **OIT**, 2009. Disponível em: https://www.ilo.org/sites/default/files/wcmsp5/groups/public/@americas/@ro-lima/@ilo-brasilia/documents/publication/wcms_227066.pdf. Acesso em: 24 jun. 2024.

ORGANIZAÇÃO INTERNACIONAL DO TRABALHO BRASIL (OIT BRASIL). Web page. Disponível em: https://linktr.ee/oitbrasil. Acesso em: 30 mar. 2024.

ORGANIZAÇÃO MUNDIAL DA SAÚDE (OMS). **Classificação internacional da funcionalidade, incapacidade e saúde**. Genebra: OMS, 2014. Disponível em: https://biblioteca.cofen.gov.br/wp-content/uploads/2014/10/cif_portugues.pdf. Acesso em: 5 jun. 2024.

OS EVENTOS/INFORMAÇÕES de saúde e segurança do trabalho – SST no eSocial. Florianópolis: SST Online, 2017. 1 vídeo (14 min). Publicado pelo canal SST Online. Disponível em: https://www.youtube.com/watch?v=REA61_Qm71c. Acesso em: 26 set. 2024.

PCMSO: entenda o que é e qual a sua importância. **Totvs**, 2023. Disponível em: https://www.totvs.com/blog/gestao-de-servicos/pcmso. Acesso em: 30 maio 2024.

PAOLA, Roberta. Ministério da Saúde atualiza lista de doenças relacionadas ao trabalho após 24 anos. **Ministério da Saúde**, 2023. Disponível em: https://www.gov.br/saude/pt-br/assuntos/noticias/2023/novembro/ministerio-da-saude-atualiza-lista-de-doencas-relacionadas-ao-trabalho-apos-24-anos. Acesso em: 21 abr. 2024.

RAVAGNANI, Allan. VR divulga pesquisa sobre saúde financeira, alimentar e mental do trabalhador brasileiro. **Carta Capital**, 2024. Disponível em: https://www.cartacapital.com.br/do-micro-ao-macro/vr-divulga-pesquisa-sobre-saude-financeira-alimentar-e-mental-do-trabalhador-brasileiro/. Acesso em: 27 maio 2024.

REDE NACIONAL DE ATENÇÃO INTEGRAL À SAÚDE DO TRABALHADOR (RENAST). **Plataforma Renast online**, 2017. Disponível em: https://renastonline.ensp.fiocruz.br/temas/rede-nacional-atencao-integral-saude-trabalhador-renast. Acesso em: 2 abr. 2024.

RIBEIRO, Djamila. **Pequeno manual antirracista**. São Paulo: Companhia das Letras, 2019.

SANCHES, Murilo Henrique Barbosa. **Jogos digitais, gamificação e autoria de jogos na educação**. São Paulo: Editora Senac São Paulo, 2021.

SANTOS, Natasha Cordeiro dos *et al.* Tecnologias aplicadas à promoção da saúde do trabalhador: uma revisão sistemática. **Revista Brasileira de Medicina do Trabalho**, v. 15, n. 1, 2017. Disponível em: https://www.rbmt.org.br/details/219/pt-BR/tecnologias-aplicadas-a-promocao-da-saude-do-trabalhador--uma-revisao-sistematica. Acesso em: 9 jun. 2024.

SAÚDE do trabalhador – Empresa firma termo (TAC) com MPT para implementar programa de gerenciamento de riscos ocupacionais. **Gente de Opinião**, 2024. Disponível em: https://www.gentedeopiniao.com.br/policia/justica/saude-do-trabalhador-empresa-firma-termo-tac-com-mpt-para-implementar-programa-de-gerenciamento-de-riscos-ocupacionais. Acesso em: 2 maio 2024.

SEGURANÇA, meio ambiente e saúde: veja como atuamos. **Petrobras**, 2023. Disponível em: https://petrobras.com.br/sustentabilidade/seguranca-meio-ambiente-saude. Acesso em: 21 jun. 2024.

SERRANO, Layane. Saúde recreativa: a tendência de mercado abraçada por empresas como Cacau Show, Danone e Fini. **Exame**, 2024. Disponível em: https://exame.com/negocios/saude-recreativa-a-tendencia-de-mercado-abracada-por-empresas-como-cacau-show-danone-e-fini/. Acesso em: 11 jul. 2024.

SILVEIRA, Rodimar. Ciclo PDCA e ferramenta 5W2H: uma metodologia eficaz para a melhoria contínua e solução de problemas organizacionais. **LinkedIn**, 2023. Diponível em: https://pt.linkedin.com/pulse/ciclo-pdca-e-ferramenta-5w2h-uma-metodologia-eficaz-para-silveira. Acesso em: 5 maio 2024.

SISODIA, Raj; GELB, Michael J. **Empresas que curam**: despertando a consciência dos negócios para ajudar a salvar o mundo. 1 ed. São Paulo: Alta Books, 2020.

SOCIEDADE BRASILEIRA DE IMUNIZAÇÕES (SBIM). Calendário de vacinação SBIm ocupacional 2024/2025. **SBIm**, 2024. https://sbim.org.br/images/calendarios/calend-sbim-ocupacional.pdf. Acesso em: 2 jun. 2024.

SOUSA, Lucila Medeiros Minichello de; MINICHELLO, Moacyr Medeiros. **Saúde ocupacional**. São Paulo: Saraiva, 2013.

SOUSA, Rafaela. Ação antrópica. **Mundo Educação**, 2022. Disponível em: https://mundoeducacao.uol.com.br/geografia/acao-antropica.htm. Acesso em: 18 jun. 2024.

SOUZA, Felipe; FELLET, João. Brumadinho é maior acidente de trabalho já registrado no Brasil. **BBC News Brasil**, 2019. Disponível em: https://www.bbc.com/portuguese/brasil-47012091. Acesso em: 9 jun. 2024.

SP: letalidade da covid-19 é 3 vezes maior para motoristas e cobradores. **Notícias R7**, 2021. Disponível em: https://noticias.r7.com/sao-paulo/sp-letalidade-da-covid-19-e-3-vezes-maior-para-motoristas-e-cobradores-29062022/. Acesso em: 11 abr. 2024.

TECNOLOGIA aplicada à saúde: principais avanços e tendências. **FIA Business School**, 2019. Disponível em: https://fia.com.br/blog/tecnologia-aplicada-a-saude/. Acesso em: 9 jun. 2024.

TEIXEIRA, Dimas Barbosa et al. Síndrome dos edifícios doentes em recintos com ventilação e climatização artificiais: revisão de literatura. **Inmetro**, 2005. Disponível em: http://www.inmetro.gov.br/producaointelectual/obras_intelectuais/224_obraIntelectual.pdf. Acesso em: 21 jun. 2024.

WESTIN, Ricardo. CLT chega aos 80 anos com direitos do trabalhador sob disputa. **Agência Senado**, 2023. Disponível em: https://www12.senado.leg.br/noticias/infomaterias/2023/04/clt-chega-aos-80-anos-com-direitos-do-trabalhador-sob-disputa. Acesso em: 30 mar. 2024.

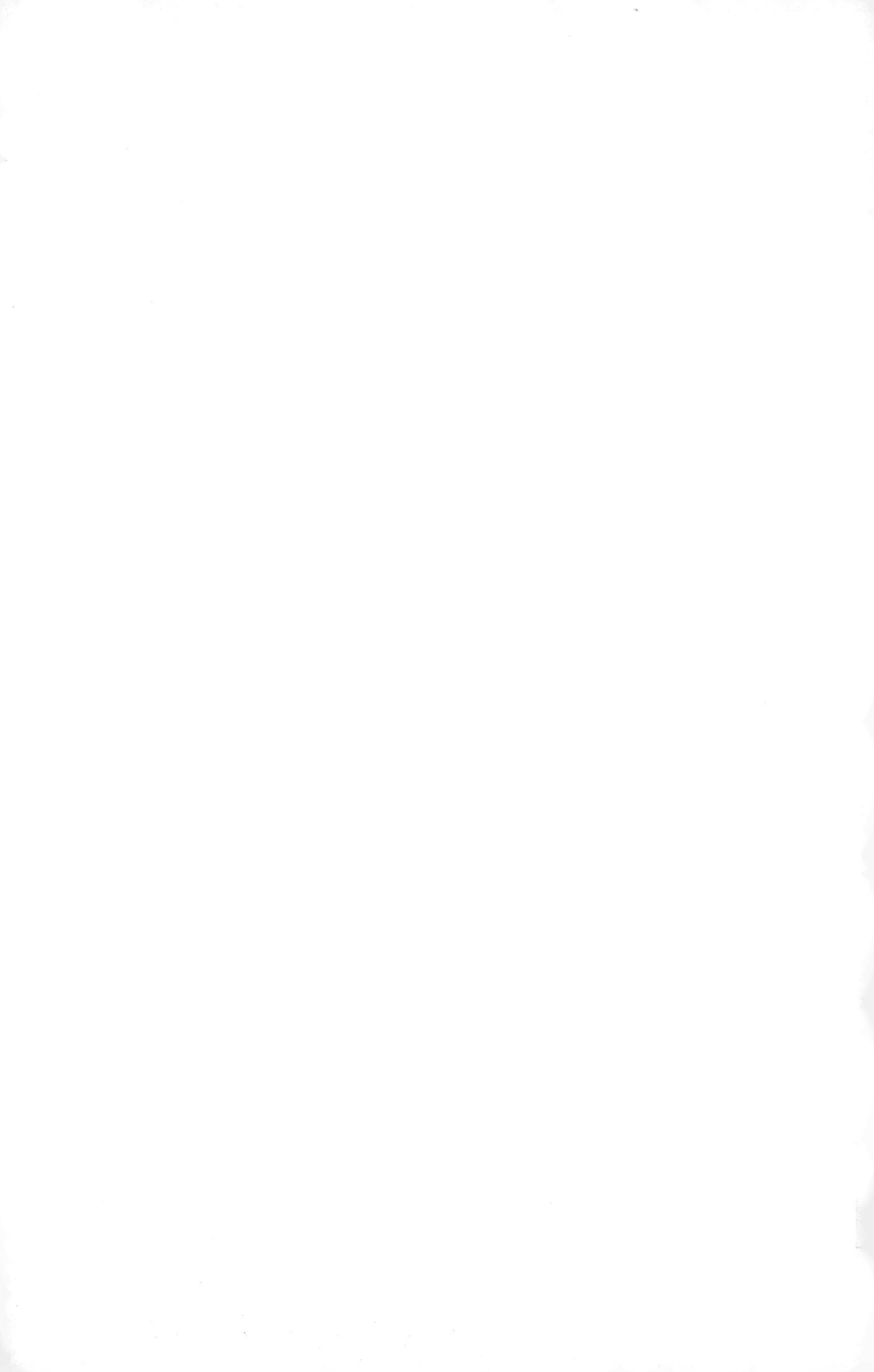